Saggi

IRENE VELLA

Era mia figlia

Per ritrovare le voci delle donne
che abbiamo perduto

SOLFERINO

SOLFERINO

www.solferinolibri.it

ISBN: 978-88-282-1839-5
Prima edizione: novembre 2025

Era mia figlia

Questo libro è dedicato a loro, le vittime.
A loro, donne diverse per età, sogni e destini,
accomunate dalla stessa violenza che le ha strappate alla vita.
Ed è dedicato anche al piccolo Daniele Paitoni,
ucciso per vendetta dal padre,
perché la sua innocenza gridava al mondo, ma non è stata ascoltata.

Dal 1889, anno del primo femminicidio che ho raccontato,
fino a oggi, sono cambiati i termini e i contesti,
ma non è cambiata la radice di questa violenza:
il senso del possesso e la volontà di prevaricare.

Questo libro è anche per chi resta.
Per i genitori che hanno perso ciò che avevano di più caro
e che continuano a trasformare il dolore in memoria e giustizia.
In particolare per la mamma di Sofia, la mamma di Martina,
la mamma di Vanessa, la mamma di Daniele,
il papà di Giulia, il papà di Chiara.

Per Damiano, fratello di Tiziana, che mi ha insegnato
fino a che punto possa arrivare l'amore di un fratello.
E per le figlie che continuano a lottare
nel nome di una madre che non c'è più,
perché il ricordo non venga mai meno.

Questo libro è per loro,
per chi resta
e per chi vorrà condividere con loro il peso della mancanza
e il bisogno di giustizia.

Prefazione

Quando l'amore uccide:
anatomia dell'illusione e dell'orrore

Dietro ogni storia di femminicidio c'è una promessa tradita, un amore trasformato in dominio, una quotidianità che si è fatta trappola. Le donne di cui si racconta in queste pagine non sono soltanto vittime. Sono testimoni, anche da morte, di una dinamica che continua a ripetersi con inquietante regolarità. In ciascuna di esse, spesso, si nascondeva un segnale. Un'inquietudine. Una minaccia non ancora esplosa.

Esiste un paradosso oscuro che attraversa molte delle storie contenute in questo libro: le donne protagoniste di queste pagine sono state assassinate da chi diceva di amarle. Non da sconosciuti, non da predatori nascosti nell'ombra, ma da partner, ex compagni, padri, mariti, uomini con cui avevano condiviso pezzi di vita. Uomini in cui, almeno un tempo, avevano riposto fiducia.

Nel tentativo di comprendere e raccontare il dramma del femminicidio, è fondamentale spostare il fuoco: non basta più domandarsi «perché non se n'è andata?», ma occorre interrogarsi su «come mai lui sia arrivato a uccidere». E soprattutto: «Quali sono stati i segnali d'allarme che non siamo stati capaci di cogliere?».

I casi qui raccolti – da Chiara Gualzetti a Samia Kedim, da Martina Scialdone a Carol Maltesi, fino a storie meno mediatizzate ma non meno emblematiche come quelle di Vanessa Simonini e Tiziana Rizzi o del piccolo Daniele Paitoni, vittima innocente della furia vendicativa del padre – ci parlano di una violenza che matura nel silenzio, si nutre di ambiguità relazionali e si manifesta spesso quando è ormai troppo tardi.

Dal punto di vista criminologico, molte di queste vicende condividono tratti comuni: una storia d'amore o d'affetto che si deteriora in modo tossico, la progressiva messa in atto di strategie di controllo psicologico, la presenza di dinamiche manipolatorie o possessive, l'incapacità (o il rifiuto) del carnefice di accettare l'autonomia della vittima. Profili di personalità disturbati – connotati da tratti narcisistici, antisociali o borderline – si intrecciano a vissuti di frustrazione, fragilità, perdita del controllo.

Accanto all'analisi tecnica dei comportamenti devianti, il testo offre anche uno spazio di riflessione psicologica: si ascoltano le voci di chi è rimasto – come le figlie di Marisa Maldera, testimoni dirette dell'orrore familiare, o il fratello di Tiziana Rizzi, che si è preso cura del figlio della vittima – e si tenta di restituire dignità e identità a donne troppo spesso trasformate in «casi di cronaca».

Ogni storia, narrata in prima persona, ci offre uno sguardo privilegiato, uno sguardo dall'interno, di come un uomo possa trasformarsi in assassino. Si esplorano i segnali ricorrenti (le cosiddette «red flag»), i modelli di escalation della violenza, e le dinamiche relazionali che precedono l'atto estremo. Questo non solo per spiegare, ma per prevenire. Perché se riconoscere il male è il primo passo, imparare a leggerlo e contrastarlo è una responsabilità collettiva.

Questo libro nasce con un obiettivo chiaro: trasformare il dolore in consapevolezza. Offrire strumenti, creare connessioni tra saperi diversi, e soprattutto rompere il silenzio. Perché ogni storia raccontata qui possa contribuire a salvare qualcun'altra là fuori. Prima che sia troppo tardi.

Chiara, Samia, Martina, Sofia, Vanessa, Carol, Giulia, Tiziana, Marisa, Rosalba, Carmela. Donne diverse per età, storia e contesto. Ma accomunate dallo stesso destino: sono state uccise da chi dichiarava di amarle. O da chi, attraverso la violenza, intendeva possederle, controllarle, zittirle. Anche quando a cadere, come nel caso di Daniele Paitoni, è un figlio usato come strumento di vendetta e dolore.

L'omicidio relazionale non è mai un raptus. È un processo. Un'escalation. Un lento logoramento delle barriere psicologiche e relazionali, spesso preceduto da una rete di segnali sottovalutati: svalutazioni continue, controllo, isolamento, gelosia patologica, denigrazione. In molti di questi casi, come emerge dai racconti dei familiari sopravvissuti, c'era già tutto: i campanelli d'allarme, i comportamenti disturbati, le richieste d'aiuto, le avvisaglie ignorate o minimizzate.

Questa raccolta non è solo un tributo alla memoria. È un atto di responsabilità collettiva. Attraverso l'analisi criminologica e giornalistica di ogni vicenda, il lettore viene accompagnato nella comprensione profonda delle dinamiche tossiche, dei profili di personalità devianti – spesso narcisistici, manipolatori o antisociali – che possono trasformare un partner in carnefice. E viene introdotto, attraverso testimonianze e dati, in quel punto cieco dove la società ancora fatica a intervenire per tempo: dentro l'abisso.

È lì che si tenta di mappare il volto oscuro del maschile violento, perché comprendere l'origine dell'orrore non significa giustificare: significa prevenirlo. Significa dare strumenti concreti per riconoscere – e soprattutto riconoscersi – in tempo.

Perché ogni storia qui raccontata possa non essere soltanto una fine, ma un punto di partenza. Per nuove consapevolezze, per scelte più libere, per una cultura che impari finalmente a leggere i segnali prima che si trasformino in sangue.

Roberta Bruzzone
Psicologa forense e criminologa
Presidente Accademia internazionale delle Scienze forensi
www.csiacademy.eu
www.robertabruzzone.com

Introduzione

Sono una giornalista con oltre vent'anni di esperienza. Ho attraversato ogni tipo di cronaca, rosa, nera, bianca, e per anni sono stata inviata televisiva. Ho vissuto le notizie sulla mia pelle, ma a un certo punto ho capito di avere un dono diverso: quello di raccogliere emozioni e trasformarle in storie. Di dare voce a chi non ne ha più.

È successo per la prima volta in modo spontaneo, istintivo. Un amico di famiglia, appena diciannovenne, si è tolto la vita. Nessun biglietto, nessuna spiegazione, solo un vuoto devastante, viveva praticamente a casa nostra, era parte della nostra quotidianità. Dopo il suo suicidio, ho cercato un modo per dare sollievo ai suoi cari, e l'ho fatto attraverso l'unica cosa che mi è sempre riuscita bene: scrivere con il cuore, e così ho scritto una lettera come se a parlare fosse lui. I suoi genitori, commossi, l'hanno messa sulla tomba. Attraverso la mia voce, lui aveva potuto parlare ancora. E io ho capito che quella era la mia strada.

Da sei anni racconto storie di femminicidio, una scelta che inizialmente mi sembrava impossibile. Ho sempre evitato infatti quel tipo di giornalismo che bussa alle porte dei genitori per chiedere una foto del figlio appena morto: mi sembrava una violenza. Ma con queste storie è stato diverso. Entrare in punta di piedi nella vita di queste famiglie non era più una forzatura, ma un gesto necessario. Raccontare le loro figlie diventava un modo per tenerle in vita.

Ci sono casi che iniziano con una scomparsa, e ci tengono col fiato sospeso perché speriamo in un lieto fine. Ma quando il finale è tragico, quelle ragazze sono ormai diventate familiari per il pubblico, e così ci si affeziona anche al «dopo». Alla giustizia, al dolore, all'attesa. Ma anche nei casi in cui il colpevole è subito chiaro – un ex compagno, un marito, un fidanzato – la storia sembra finire lì. E invece non finisce affatto.

Ho scoperto infatti che dietro ogni storia c'è un «dopo» di cui nessuno mai dà conto, il dolore dopo il dolore. Il dolore di chi resta. L'ergastolo emotivo di chi sopravvive. Famiglie abbandonate dai media, lasciate sole dopo che si sono spenti i riflettori, sfruttate fino a quando fa comodo. Perché, diciamolo chiaramente, anche nel racconto dei femminicidi ci sono vittime di serie A e di serie B. Quelle «belle», fotogeniche, capaci di fare audience finiscono nei talk show. Le altre scompaiono.

Così ho iniziato a raccontare quel «dopo», i giorni dopo la tragedia, i silenzi, la vita che va avanti quando non c'è più nulla da dire. Ho incontrato genitori che non avevano più nemmeno qualcuno con cui condividere il dolore. Come il padre di Chiara Gualzetti, rimasto solo dopo che gli hanno ucciso l'unica figlia e che, due anni più tardi, la moglie è morta di dolore. Quando al funerale di Giulia Cecchettin ha abbracciato il padre della ragazza, erano occhi che si riconoscevano, legami di morte, che solo chi ha vissuto la stessa ferita può comprendere.

In tutto questo, mi sono accorta di una cosa terribile: col tempo dimentichi i nomi, i visi. Le storie si accumulano, il dolore diventa numerico. Lo stesso meccanismo che abbiamo visto in una serie tv, *Adolescence*, acclamata dalla critica: ci si ricorda solo lo sguardo dell'assassino, non il nome della vittima. Così funziona spesso anche nella realtà. Le vittime spariscono, diventano sfondo. E il mio libro nasce proprio per invertire questo meccanismo. Per restituire un volto, una voce, dei ricordi a chi non c'è più.

Questo libro non è un esercizio di stile. È un esercizio di dolore. È imparare a mettersi nei panni degli altri che, per parafrasare la nota canzone, prima o poi siamo noi. Non significa che tutti vivremo certe tragedie, ma che l'empatia può renderci più umani. E può anche aiutarci a riconoscere i segnali prima che sia troppo tardi. Può salvarci.

Aurora, la migliore amica di Sofia Castelli, mi ha detto: «Non sapevamo nemmeno se Sofia aveva capito che quella gelosia era eccessiva, per noi era amore». E invece era veleno. Un veleno chiamato possesso. Quel «se non puoi essere mia, allora è meglio che tu sia morta».

Questo libro vuole anche offrire strumenti, delle analisi sui comportamenti ricorrenti di chi si trasforma in assassino. Perché sì, ci sono campanelli d'allarme. E sì, ci si può salvare. Non perché si è più forti, ma perché si è più fortunati. O perché si è stati capaci di riconoscere il pericolo in tempo.

Il progetto di cui questo libro è espressione si chiama «Era mia figlia» perché è nato il giorno in cui Giulia Cecchettin è scomparsa, il giorno in cui è stata uccisa a cento metri da casa mia. Ho vissuto le ricerche, gli elicotteri che sorvolavano il nostro tetto, la speranza di ritrovarla viva, l'abbraccio e le telefonate con suo padre Gino, fino allo straziante ritrovamento. Mi sono girata verso mio marito piangendo e ho detto: «Poteva essere nostra figlia». E da quel momento lo sono state tutte, tutte le ragazze che ho raccontato sono diventate mie figlie. Le ho raccontate con gli occhi di una madre. Senza distinzioni. Perché ogni storia merita. Anche se il finale purtroppo è lo stesso. Ogni volta.

In ogni storia, c'è sempre un solo assassino. Un uomo che non è più riuscito a vedere l'altro come essere umano, mosso dall'odio, dalla vendetta, dal desiderio di controllo. Un padre che uccide i figli per ferire la madre.

E in ogni storia c'è sempre una sola vittima: quella che perde la vita e la voce. Noi vogliamo far parlare queste ragazze, vogliamo dimostrare che chi le ha uccise, in realtà, non è riuscito a cancellarle fino in fondo.

Non è riuscito a togliere loro la voce.

E attraverso la loro voce, ne sono certa, riusciremo a salvarne altre.

Sofia Castelli

Mi chiamavo Sofia Castelli.

Avevo vent'anni.

E sono stata uccisa nel posto che doveva essere il più sicuro del mondo: il mio letto. Mentre dormivo.

Senza un grido, senza una lacrima, senza il tempo di accorgermene. Sono passata dal sogno alla morte, senza più svegliarmi.

Vorrei dirlo a mia mamma.

Vorrei che sapesse che io non mi sono accorta di niente.

Vorrei che sapesse che stavo sognando il mare, e che è lì che può ancora trovarmi, ogni volta che mi cerca.

Stavo sognando la mia libertà.

Stavo sognando la mia vita.

Avevo il sorriso. E forse è proprio quel sorriso che lui ha voluto spegnere. Ma io voglio che tutti mi ricordino per quello.

Per la mia luce. Per la mia energia. Per la mia vitalità.

Non vorrei raccontarvi solo come sono morta. Vorrei raccontarvi chi ero. Perché io non sono solo una vittima.

Io ero una ragazza felice.

Una farfalla blu, che impazziva per il colore azzurro e si sentiva libera quando toccava l'acqua.

Sono nata il 28 maggio 2003, una bambina indipendente, autonoma. Non ero una bambolina, anche se mamma forse lo avrebbe voluto. Ero più una Lara Croft, sempre in movimento, sempre pronta a mettermi in gioco.

Avevo un legame speciale con mio papà, era il mio eroe. Con la mamma era stato più complicato, ma crescendo ci eravamo ritrovate. Ridevamo insieme. Mi ascoltava, la ascoltavo. Avevo capito che la mamma «sbagliata» era in realtà quella giusta.

E poi c'era Manuel, mio fratello. Da piccoli ci pizzicavamo, ma poi ci eravamo scelti. Lo difendevo, lo aiutavo. E lui c'era per me.

Adoravo le lasagne di nonna Franca. E Napoli, dove ero andata a giugno per un compleanno.

Avevo preso la patente da poco, e i miei genitori avevano comprato una piccola macchina. Tutta per me.

Facevo supplenze in una scuola, anche nella classe di mia madre. Con i bambini mi sentivo bene. Non lo avevo detto, ma dentro di me intuivo che fosse quella la mia strada.

Il mio sogno più grande? Diventare mamma. Sì, proprio così. Lo dicevo da bambina e anche da adulta. Mentre le mie amiche volevano un cane, io sognavo un figlio.

Avevo risposto alla domanda «quanti figli vuoi?» sul

mio libretto dei desideri: «Due, ma se divento ricca anche tre o quattro».

Volevo una famiglia, una casa, un amore che non facesse male.

Invece, l'amore ha fatto male.

O meglio, lui mi ha fatto male.

Eravamo stati insieme per più di quattro anni. Non aveva mai urlato, mai colpito. Nessun segnale. Sembrava normale. Geloso, ma in un modo che pareva amore.

E invece era veleno.

L'avevo lasciato. Da venti giorni.

Ero felice. Uscivo con gli amici. Mi ero fatta le sopracciglia. Avevo riempito una lavagnetta di impegni, sogni, libri da leggere. Mamma me l'aveva regalata pochi giorni prima.

È ancora lì, attaccata al frigo.

Rimasta piena a metà.

Come la mia vita.

Incompiuta.

La mattina del 28 luglio mi era arrivata una torta, spedita da lui. Poi un messaggio: «Passo a prendere le mie cose». Io gli avevo scritto: «Vieni solo quando ci sono i miei. Non ti voglio vedere».

Ma lui è venuto lo stesso.

Ha trovato il cancello aperto.

Abbiamo litigato.

Quando se n'è andato, ha rubato le chiavi.

A mezzanotte è tornato. È entrato in casa. Ha preso i vestiti di mio fratello, si è cambiato, si è tolto le scarpe. Le ha messe nella scarpiera, in ordine.

Si è nascosto.

Mi ha aspettata sette ore.

Io intanto vivevo. Ignara del fatto che sarebbe stata la mia ultima sera.

Sono uscita con Aurora. Abbiamo fatto dei video, ridevamo. Nei video si vede lei che parla. E me, che passo dietro in accappatoio, poi col pigiama.

Serena.

Viva.

E poi più nulla.

Alle sei del mattino, mentre dormivo, mi ha uccisa.

Nel mio letto.

Nel mio sonno.

Nel mio sogno.

Vorrei che la mia morte servisse a qualcosa.

Che nessuno più credesse che si muore perché si è distratte.

O perché si ha la minigonna troppo corta.

O perché si è troppo libere.

Si muore perché qualcuno decide che non puoi più essere «solo tua».

E allora devi morire.

Meglio morta che con qualcun altro.

Vorrei che le ragazze si salvassero.

Ma vorrei anche che nessuna si sentisse in colpa per non esserci riuscita.

Non si è deboli se si muore.

Si è solo state sfortunate.

Perché a volte salvarsi è solo questione di fortuna.

La mia morte non ha cambiato solo la mia vita. Ha cambiato il cammino di tutta la mia famiglia.

Vorrei che tutti sapessero che non siamo vittime solo noi che moriamo. Lo diventano anche le nostre madri, i nostri padri, i nostri fratelli. Sono vittime secondarie, ma con una pena che non conosce fine.

Vorrei sapessero che Aurora, la mia migliore amica, dormiva nella stanza accanto alla mia. Non ha sentito nulla. L'hanno svegliata i carabinieri che suonavano il campanello.

La sera prima mi aveva lasciata in pigiama e ridevamo.

Poi mi ha ritrovata in un lago di sangue.

Non riesce a farsene una ragione, ha gli incubi, non riesce più a fidarsi di nessuno.

Il vero ergastolo non è solo quello in tribunale.

Il vero ergastolo è quello emotivo.

Quello per cui ogni mattina ti svegli, e ti manca il respiro.

Quello che non conosce tregua.

Vorrei che mia mamma sapesse che ho visto la gattina che ha adottato. Che Barbie, come nome, le calza a pennello. Che è bellissima.

E che sì, gliel'ho mandata io. Per restare con loro, in qualche modo.

Perché anche se non mi vedono, io ci sono.

Vorrei sapessero che li amo.

Che non ho mai smesso di amarli.

E che non hanno colpa di nulla.

Nessuno poteva sapere.

Nessuno poteva immaginare.

Mi chiamavo Sofia Castelli.

Avrò per sempre vent'anni.

Ma avrò per sempre anche quel sorriso che lui ha provato a spegnere.

E che, nonostante tutto, non è riuscito a strapparmi.

Nemmeno con la morte.

Il caso Sofia Castelli

I fatti

Sofia Castelli, ventenne di Cologno Monzese, fu assassinata nella notte tra il 28 e il 29 luglio 2023 all'interno della sua abitazione. Aveva trascorso la serata precedente con un'amica, Aurora, in un locale chiamato The Beach, alla periferia est di Milano. Tornate a casa alla mattina presto, le due si erano separate per dormire in stanze diverse, perché Aurora avrebbe dovuto alzarsi prima, nel giro di poche ore.

L'assassino, il ventitreenne italomarocchino Zakaria Atqaoui, ex fidanzato della vittima, era ossessionato dalla decisione di Sofia di chiudere la relazione. Nei giorni precedenti aveva mostrato comportamenti persecutori: si era presentato più volte sotto casa sua o nei luoghi che frequentava, ed era arrivato a fingere un invito per mangiare una fetta di torta, ottenendo così l'accesso e le chiavi dell'abitazione.

Quella notte, Atqaoui entrò nell'appartamento, prese un coltello in cucina, riuscì a nascondersi nell'armadio della camera di Sofia e attese il suo ritorno. Quando Sofia si addormentò, uscì dal nascondiglio e la colpì ripetutamente.

Il coltello fu usato diverse volte: secondo l'autopsia Sofia subì tra le quattro e le otto coltellate al collo, al volto, al torace e alle mani. Non ebbe il tempo né la forza di difendersi. Atqaoui dichiarò in fase di interrogatorio: «Volevo sorprenderla, ho sentito quello che stavano pianificando, ho preso un coltello e l'ho colpita mentre dormiva».

L'amica Aurora non si accorse di nulla: si svegliò solo sentendo i carabinieri entrare in casa.

Dopo aver commesso l'omicidio, infatti, il giovane era sceso in strada e si era consegnato alla polizia locale, presentandosi con i vestiti ancora impregnati di sangue e confessando di aver ucciso la sua ex fidanzata.

Il processo e la sentenza

Il procedimento terminò con la condanna di Zakaria Atqaoui a ventiquattro anni di reclusione, confermata in appello e ormai definitiva. La Procura aveva chiesto l'ergastolo, tenendo in considerazione le aggravanti di premeditazione, futili motivi e uso del mezzo insidioso (nascondersi nell'armadio).

Tuttavia, la Corte considerò le attenuanti generiche – motivate dalla giovane età, dall'essere incensurato e dalla cooperazione con gli investigatori – equivalenti alle aggravanti e giunse infine alla sentenza finale dei ventiquattro anni. La decisione suscitò forti emozioni tra i familiari di Sofia e l'amica Aurora, che consideravano la pena troppo lieve data la natura atroce del delitto.

Il legale dei parenti commentò: «È una sentenza severa ma ingiusta, non credo sia stata fatta giustizia in quest'aula». Aurora scrisse sui social: «Hai distrutto vite, ma tu tra ventiquattro anni sarai fuori, mentre Sofia non tornerà più».

Considerazioni

Questa ricostruzione conferma una dinamica lucida, premeditata e brutale, nell'ambito di un femminicidio fondato su gelosia, controllo e possesso.

Sofia aveva deciso di chiudere una relazione. Voleva vivere la propria vita, frequentare le amiche, scegliere per sé. E per questo è stata uccisa.

Non per amore, non per un raptus, non per un impulso. Ma per vendetta. Per punirla del fatto che non era più sua.

L'assassino si è nascosto nell'armadio. Ha atteso l'alba.

E quando lei dormiva, l'ha colpita. Nel silenzio, nell'ombra, con la lucidità feroce di chi pianifica, non di chi perde il controllo. Perché uccidere chi ti lascia non è perdita di controllo. È volontà di dominio.

Sofia era una studentessa universitaria e lavorava come supplente nelle scuole. Nessun episodio precedente di violenza era mai emerso nella relazione con l'ex fidanzato, non c'erano denunce né segnalazioni. La sua morte è diventata uno dei casi emblematici di femminicidio avvenuto senza segnali premonitori evidenti.

Carmela Cirella

Mi chiamavo Carmela Cirella.

Avevo dodici anni, quasi tredici, e cercavo di capire chi ero.

Lo scrivevo ovunque: «Io so' Carmela». Come se avessi bisogno di ripetermelo per esistere, per convincermi di essere una persona vera e non solo un corpo da usare, da giudicare, da rinchiudere.

Un giorno mi hanno detto che ero bella. È emozionante quando ti dicono che sei bella, perché ti senti di essere qualcosa.

Io invece mi sentivo niente.

A Taranto, nella mia stanza con i poster e le Converse nere, cercavo di essere una ragazzina come le altre.

Ma nel novembre 2005 tutto è cambiato.

Un uomo del quartiere, che tutti chiamavano «il pedofilo», ha cominciato a guardarmi in un modo che non era giusto.

Mi ha toccata, mi ha fatto del male.

Io ho trovato il coraggio di parlare, ho denunciato.

Ma non è bastato.

Nessuno mi ha difesa.

Lui ha continuato a camminare libero, come se nulla fosse.

Da allora la mia vita si è ristretta. Non potevo più uscire con le amiche, non potevo più andare al mare. Tutto era divieto, sospetto, dolore.

Mi sentivo prigioniera.

La scuola ha detto che forse era meglio allontanarmi, «per il mio bene».

Ma il bene non c'era più.

Il 9 novembre 2006 ho deciso di scappare.

Avevo solo bisogno di respirare, di sentire la libertà sulla pelle.

Non sapevo che sarei caduta in un inferno di novantasei ore. Più uomini, più volte la mia anima e il mio corpo sono stati violati.

Il ragazzo che credevo di amare, Cristian, mi ha tradita e mi ha trattata come gli altri.

Ho cercato aiuto e sono stata tradita ancora, passata di mano in mano come fossi un oggetto, come una sigaretta da consumare.

Quando mi hanno riportata a casa, ero svuotata.

Il mio corpo era pieno di lividi e sangue, ma i vestiti mi sono stati restituiti senza neanche una perizia. Negli interrogatori hanno cominciato a farmi capire che forse la colpa era mia, che ero io quella sbagliata.

Io, che a tredici anni avevo solo cercato di esistere.

Poi la comunità.

Mi hanno portata via dai miei genitori, mi hanno riempita di psicofarmaci senza che mamma e papà lo sapessero.

Io volevo solo tornare a casa.

Gridavo dentro di me: «Io so' Carmela».

Sono scappata due volte.

Non volevo morire, volevo vivere, ma nessuno ascoltava la mia voce.

Il 15 aprile 2007 ho aperto le porte del balcone.

Il vento era l'unico che mi sentiva davvero.

Ho gridato per l'ultima volta: «Io so' Carmela».

Poi sono volata giù.

Io non volevo morire.

Volevo vivere, volevo tornare a casa, volevo che qualcuno mi credesse.

Mi chiamavo Carmela.

E sono stata uccisa due volte: la prima quando mi hanno stuprata, la seconda quando mi hanno fatta sentire colpevole per questa violenza.

Il 15 aprile 2007 non mi sono buttata da sola.

Non serviva un coltello.

Non serviva una pistola.

Non c'era bisogno che qualcuno mi spingesse davvero.

Perché le mani che mi hanno fatto del male,
quelle che hanno abusato del mio corpo,
quelle che hanno firmato per portarmi via da casa,
quelle che mi hanno imbottita di psicofarmaci,
quelle che hanno dubitato di me,

quelle che mi hanno lasciata sola,

mi hanno spinta tutte insieme giù da quel settimo piano.

Io sono Carmela.

E la mia storia deve servire da monito.

Perché si può morire anche senza sangue, si può essere uccise da una mano invisibile.

E quella mano, se non cambiamo le cose, può colpire chiunque.

Non volevo essere una vittima.

Non volevo essere una martire.

Volevo solo essere me.

Il caso Carmela Cirella

Carmela Cirella, nata a Taranto nel 1994, morì suicida il 15 aprile 2007 a soli tredici anni, dopo un percorso di abusi, silenzi istituzionali e negligenze giudiziarie che hanno segnato in maniera irreversibile la sua breve vita. La sua storia, ricostruita anche attraverso il diario ritrovato dopo la morte, resta uno dei casi più emblematici di «seconda violenza» inflitta alle vittime da un sistema incapace di proteggerle.

Le prime molestie

A novembre 2005 Carmela subì un tentativo di violenza da parte di un uomo del quartiere, soprannominato «il pedofilo». La famiglia denunciò, ma nonostante una confessione dell'uomo fatta in privato al padre e a una docente, le indagini non portarono a misure concrete. L'insegnante non confermò la versione e la denuncia finì per essere archiviata. Da quel momento la vita di Carmela cambiò radicalmente: libertà negate, isolamento, colloqui con psicologi e una crescente sensazione di non essere ascoltata.

La fuga e le violenze

Il 9 novembre 2006 Carmela fuggì di casa. Nel giro di quattro giorni venne stuprata più volte: da Emanuele C. (minorenne), Filippo Landro e Salvatore Costanzo, oltre a Cristian M. (anch'egli minorenne), il ragazzo di cui era innamorata. La giovane, dopo novantasei ore di abusi, riuscì a raggiungere un pronto soccorso dove il referto medico riportò «violenza sessuale».

L'indagine e le lacune

Nonostante i segni di violenza, il materiale probatorio non venne adeguatamente analizzato. Gli abiti insanguinati di Carmela vennero restituiti senza alcuna perizia. Gli interrogatori misero in dubbio la sua versione dei fatti, insinuando una presunta corresponsabilità della ragazza. Carmela fornì nomi e indirizzi degli aggressori, ma l'inchiesta rimase ferma per mesi.

La comunità e gli psicofarmaci

Nel tentativo di «aiutarla», il Tribunale per i minorenni dispose il trasferimento di Carmela in una comunità (il centro L'Aurora di Lecce) specializzata in casi di violenza familiare. Lontana dalla famiglia, poteva vedere i genitori solo una volta al mese e, senza il loro consenso, venne sottoposta a terapie con psicofarmaci. Carmela tentò due volte la fuga. Dopo le proteste del padre, Alfonso Frassanito, la ragazza fu trasferita a Gravina, dove la somministrazione di psicofarmaci venne sospesa.

Il suicidio

Troppo devastata da ciò che aveva subito, Carmela cominciò a tornare a casa nei weekend. Ma il 15 aprile 2007, durante una visita familiare, si lanciò dal settimo piano di un palazzo a Taranto, gridando: «Io so' Carmela».

Il processo

Sette anni dopo, nel 2014, il Tribunale condannò Salvatore Costanzo e Filippo Landro, i due giovani ambulanti di Acireale coinvolti nello stupro, rispettivamente a dieci e nove anni e mezzo di reclusione. Un quarantaseienne accusato venne assolto. Gli altri due abusatori minorenni, tra cui Cristian M., ottennero la «messa alla prova» ed evitarono il carcere.

Il diario e l'eredità morale

Una parte fondamentale dell'accusa si basava sul diario di Carmela, intitolato *La storia più brutta della mia vita*, in cui la ragazza raccontava gli abusi subiti. Il padre acquisito, Alfonso Frassanito, prima di morire nel 2015, combatté una battaglia per la memoria della figlia, fondando l'associazione Io so' Carmela, che si occupa di tutelare le vittime di violenza e di sensibilizzare l'opinione pubblica.

Un caso simbolo
La vicenda di Carmela Cirella è stata raccontata anche attraverso un graphic novel, *Io so' Carmela*, pubblicato da BeccoGiallo e realizzato da Alessia Di Giovanni e Monica Barengo, basato sulle parole della ragazza e sui documenti processuali. Il suo grido, «Io so' Carmela», è oggi un simbolo di resistenza e di denuncia verso un sistema che troppo spesso colpevolizza le vittime invece di proteggerle.

Considerazioni
Il caso di Carmela Cirella rappresenta una frattura storica, una ferita collettiva che ha aperto una riflessione profonda su cosa significhi essere vittima. Carmela non è morta «perché fragile» o «psicologicamente instabile». Carmela è stata indotta al suicidio da una catena di violenze: prima fisiche, poi istituzionali, poi simboliche.

A tredici anni era una bambina. E come tale doveva essere protetta. Invece è stata stuprata più volte in quattro giorni anche da chi diceva di amarla, da chi si è approfittato, da chi ha visto in lei solo un corpo da usare.

Ma non è finita lì: la scuola l'ha allontanata, gli assistenti sociali l'hanno strappata alla famiglia, i giudici hanno autorizzato la somministrazione di psicofarmaci senza il consenso dei genitori, e infine la giustizia ha esitato.

È uno dei primi casi in Italia in cui, post mortem, si riconosce la responsabilità degli stupratori come induzione al suicidio: un femminicidio che non passa da un'arma, ma da una serie di decisioni, omissioni e silenzi. Perché anche se non si uccide il corpo si può violare l'anima, ignorare le richieste d'aiuto, spegnere ogni possibilità di riscatto.

E in tutto questo dolore, la figura di Alfonso Frassanito è un faro. Padre non biologico, ma per scelta, che ha amato Carmela con una forza incrollabile. Dopo la sua morte, non ha permesso che fosse dimenticata o infangata. Ha lottato in tribunale perché i colpevoli venissero condannati, ha scritto lettere, libri, è andato nelle scuole a parlare di lei. Ha fondato l'associazione Io so' Carmela per tutelare le vittime come sua figlia e denunciare un sistema che l'ha tradita.

Quando il mondo puntava il dito contro Carmela, lui lo ha puntato contro chi l'aveva distrutta. Ha rotto il muro dell'omertà, dell'indifferenza, della vergogna. Ha restituito a sua figlia la dignità che le avevano tolto. Ha fatto in modo che *Io so' Carmela* venisse pubblicato come una testimonianza, un messaggio potente che oggi parla a ogni ragazza, a ogni genitore, a ogni istituzione.

Carmela è stata uccisa da un sistema. Ma è anche viva nella voce di chi ha scelto di raccontarla.

E la voce più forte, quella che ha sfidato tutti, era quella dell'uomo che ha scelto di essere suo padre.

Martina Scialdone

Mi chiamavo Martina Scialdone.

Avevo tutta una vita davanti.

Ma il mio cuore è stato spezzato.

La mia esistenza fermata in maniera brutale, un giorno di gennaio, davanti a un ristorante.

Sono morta tra le braccia di mio fratello.

E quando chiudo gli occhi, rivivo l'ultima immagine che ho visto: il suo volto.

Il suo amore.

Il suo dolore.

Per me.

Ma non voglio che vi ricordiate solo di quel momento.

Non voglio che la mia storia venga schiacciata in un titolo di giornale, né che il mio nome sia pronunciato solo con la voce spezzata della cronaca nera.

Voglio raccontarvi chi ero.

Sono nata il primo giorno d'inverno, il 21 dicembre, di mercoledì.

E mamma diceva sempre che quel giorno faceva tanto freddo.

Alla nascita ero uno scricciolo, pesavo solo 2 chili e 900 grammi. E sono rimasta minutina, anche da grande.

Ma avevo un cuore gigante.

Fino ai tre anni ero «paciocca», dove mi mettevano stavo. Mamma si ricorda poco di me in quel periodo, tanto ero tranquilla.

Ho parlato tardi, e mio fratello Lorenzo chiedeva sempre: «Quando potrò parlare con Martina?». Poi, quando ho iniziato, non mi sono più fermata.

Avevo una parlantina incontenibile.

Ero una bambina dolce. Giocavo con le bambole, passavo ore alla mia postazione da toeletta, sognavo di fare la parrucchiera.

Ma soprattutto, facevo la mamma.

A un bambolotto senza un braccio.

Lo amavo come fosse mio figlio.

Mamma provava a sostituirlo, ma io volevo solo lui.

Disegnavo cuori ovunque. Nel cielo, nei paesaggi, dentro le casette.

Sempre cuori. Sempre rossi.

Il rosso era il mio colore, lo è sempre stato.

Forse lo collegavo all'amore.

O forse era semplicemente il mio modo per dire che esiste sempre qualcosa che batte.

Ero timida. Tanto.

Avevo paura di non essere accettata, ma non ho mai esitato a difendere chi veniva preso di mira.

Mamma diceva che sarei diventata avvocata.

E così è stato.

Era la mia missione.

In prima media ho sofferto tanto: vedevo le amicizie già formate e io restavo fuori.

Ne ho parlato con mamma. Lei mi ha detto: «Fai tu il primo passo».

E da lì è cambiato tutto.

Ho vinto la timidezza.

Mi sono aperta al mondo.

Facevo danza, classica e moderna. Ma era la moderna la mia passione.

Al liceo ho incontrato Camilla: la mia anima gemella, come una sorella.

Poi è arrivata Enrica, la chiamavo «zia» per gioco.

Con loro condividevo tutto. Anche quello che non si dice nemmeno alla mamma.

Al liceo ho conosciuto anche Mattia.

Lui altissimo, io piccina. Eravamo «il», l'articolo perfetto.

Mi ha amata come una principessa.

È finita per un malinteso, ma la sua mamma non si è mai dimenticata del mio compleanno.

Il mio compleanno per me era sacro. Ogni inizio anno lo segnavo sul calendario con cuori, trombette e punti esclamativi.

E poi c'era il Natale.

Io ero l'anima del Natale, come dice zia Patty. Addobbavo casa come una fiera di paese.

A me piaceva stare in allegria. Ero una festaiola. Una che ama la vita.

Ero anche molto sensibile. Assorbivo il dolore degli altri. Lo facevo mio.

Un giorno maledetto ho perso papà.

E non mi sono data pace.

Una diagnosi sbagliata. Un medico superficiale.

Volevo fargli causa, ma mamma mi ha detto: «Sarebbe una strada troppo dolorosa».

Mi rifugiavo in cucina. Amavo i dolci, li preparavo con cura.

E ho imparato ad apprezzare anche un buon bicchiere di vino davanti a un bel piatto.

Adoravo il sushi, la pizza, la pastasciutta. E sì, pure la bistecca. Anche se mi sentivo in colpa, perché amavo gli animali.

Dopo la morte di papà, in casa è arrivata Penny.

Una cagnolina. Una sorellina pelosa.

Un altro pezzo di cuore.

Ero umile.

Anche se di corteggiatori ne ho avuti.

Ma per me, se stavo con una persona, non esisteva nessun altro.

Stefano è stato il mio compagno per dieci anni.

Poi ho scoperto che mi aveva tradita.

Più volte.

E mamma è convinta che anche lui sia responsabile, in parte, di quello che è successo dopo.

Nello studio legale mi sentivo realizzata.

Mi vestivo in modo professionale, davo un tono alla mia persona.

Avevo una mentore, una seconda mamma. Mi ha insegnato tutto. E le ragazze della segreteria erano le mie sorelle.

Con i clienti entravo in empatia. Li ascoltavo, davo l'anima. Per me non erano soldi. Erano persone.

Poi c'era mio fratello Lorenzo.

Il mio faro.

Ci volevamo un bene immenso.

Ci scontravamo anche, perché io sono testarda.

Ma lui c'era sempre.

Quando ho conosciuto Costantino, tutti mi dicevano di lasciar perdere.

Era una relazione sbagliata.

Mamma piangeva. Lorenzo le ha detto: «Lasciala fare. Ci arriverà da sola».

E ci sono arrivata.

Ma quando ho provato a tornare indietro, non me l'ha permesso.

Ho accompagnato mia cognata incinta all'ecografia.

Mi sono commossa.

Sapevo che sarebbe stato un maschietto.

L'ho tenuto nascosto fino alla festa che ho organizzato io.

Ma non l'ho mai potuto conoscere.

E lui non conoscerà mai la sua unica zia.

Quella che già lo amava tantissimo.

Il mio sogno era diventare mamma. Avrei dato tutto per un figlio mio.

Quando finalmente mi ero liberata da quel legame tossico, avevo iniziato a frequentare un ragazzo della mia età.

Stavo bene.

Ero di nuovo felice.

Ero di nuovo viva.
Poi Costantino ha chiesto un ultimo incontro.
Voleva parlare.
E io ho detto sì. Pensavo di potergli spiegare che era finita.
Ma non avevo fatto i conti con un narcisista.
Con un assassino.

Quella sera eravamo a cena da mio fratello.
Alle 22 sono uscita per incontrare Costantino.
Tutti mi avevano detto di non farlo.
Mia madre piangeva. Mi pregava.
Diceva che nel mondo c'erano troppi pazzi.
«Non fare l'errore di andare.»
Ma io volevo essere gentile.
Volevo chiudere bene.
Volevo lasciarlo senza rancore.

Quella è stata l'ultima volta che ho visto mia madre.
Non ci siamo abbracciate.
Non ci siamo baciate.
Lei è tornata a casa.
Io no.

Ha aspettato. Ha sperato.
Alle 2.30 ha sentito il citofono.
Ha pensato: "Avrà dimenticato le chiavi".
Ha aperto la porta.
Ma non ero io.
C'erano i miei zii.
Il papà di mia cognata.

E in quel momento ha capito.
Ma sperava ancora.
"Sarà all'ospedale, ferita... traumatizzata..."
No.
Non ero all'ospedale.
Ero morta.
Ammazzata.
Da chi non mi amava, ma voleva solo possedermi.
Mi ha sparato.
In pieno petto.
Un colpo che non ha spento solo me, ma anche mia mamma, mio fratello, tutti quelli che mi amavano.
Non è stato amore.
Non è stata gelosia.
È stato controllo. Possesso. Violenza.

Ora mia mamma piange in silenzio.
Spera di vedermi in sogno.
E io le dico: «Arriverà quel giorno, mamma. In cui saremo di nuovo insieme. Io, te, e papà».
Ma nel frattempo, per favore, ascoltatemi.
Non andate all'ultimo appuntamento.
Quello in cui pensate di chiudere in pace.
È quello in cui loro, i mostri, hanno già deciso tutto.
E non ve lo diranno mai.

Il caso Martina Scialdone

Venerdì 13 gennaio 2023, a Roma, in zona Tuscolana, Martina Scialdone venne uccisa con un colpo di pistola davanti al ristorante Brado, in via Amelia. Aveva trentaquattro anni, era un'avvocata civilista esperta in diritto di famiglia e violenza di genere.

Quella sera, Martina aveva cenato con sua madre e suo fratello, proprio nelle vicinanze. Dopo il pasto, aveva accettato di incontrare l'ex compagno, Costantino Bonaiuti, sessantun anni, per un chiarimento.

Era un uomo più grande di lei, un ingegnere aerospaziale, con un carattere dominante. Non accettava la fine della relazione. Martina, empatica ma ferma, voleva chiudere con rispetto, ma lui aveva altri piani.

La dinamica

L'incontro si svolse inizialmente all'interno del ristorante. Bonaiuti iniziò ad alzare la voce, ad accusarla, a pressarla. Martina, visibilmente turbata, si rifugiò in bagno, poi tornò fuori, chiese aiuto al personale del locale. Chiese di restare lì, protetta. Il gestore, forse per quieto vivere, la invitò a uscire, anche perché i toni accesi disturbavano i clienti. E anche se qualcuno chiamò la polizia, nessuno le tese davvero la mano, nessuno la protesse, nessuno si mise tra lei e il pericolo.

E Martina uscì. Ancora una volta da sola.

Pochi passi. Un'esitazione. Poi il colpo. Bonaiuti le sparò al petto con una Glock 17, legalmente detenuta. Martina crollò sull'asfalto. Fu l'ultimo atto.

Il ritrovamento

Martina venne trovata riversa a terra, a pochi metri

dall'ingresso. Indossava i tacchi, una camicetta chiara. Intorno, gente sotto shock. I primi a intervenire furono i dipendenti del locale, poi arrivarono i soccorritori.

Ma era troppo tardi.

Pochi minuti dopo, arrivò anche il fratello di Martina; gli morì tra le braccia, in mezzo alla strada, sotto gli occhi di chi l'aveva appena lasciata uscire, lasciata sola.

Dall'omicidio all'arresto

Un solo colpo al petto, a bruciapelo, nessun segno di colluttazione; Martina non aveva avuto il tempo di reagire, la morte era stata quasi immediata.

Bonaiuti, che si era allontanato dopo aver sparato, si rifugiò nella sua abitazione a Fidene. La mattina successiva venne arrestato senza opporre resistenza. In casa, gli agenti trovarono sette armi regolarmente detenute. L'assassinio era stato preparato.

Il movente

Si trattò di un omicidio di possesso, Martina voleva chiudere, lui non accettava. Nessuna denuncia formale, ma tanti segnali: messaggi, pressioni, umiliazioni e l'ossessione di un uomo che non sopportava di non avere più il controllo.

I testimoni

Camerieri e clienti testimoniarono che Martina chiedeva di restare, che si era rifugiata anche in bagno per allontanarsi da lui, ma non era stata protetta, anzi era stata convinta a uscire, per non dare «scandalo», per non disturbare.

E allora la domanda sorge spontanea:

Martina si poteva salvare? Sarebbe bastato ascoltarla? Sarebbe bastato lasciarla restare dentro? Sarebbe bastato aspettare l'arrivo delle forze dell'ordine?

Il processo

Bonaiuti fu accusato di omicidio volontario aggravato da: premeditazione, futili motivi, relazione affettiva con la vittima. Scelse il rito abbreviato; i periti stabilirono che era lucido, pienamente capace di intendere e volere.

In aula, provò a giustificarsi con frasi poco convincenti. Parlò di «confusione», ma le prove lo inchiodarono: aveva l'arma con sé, sapeva cosa stava facendo.

Il pm chiese l'ergastolo. Niente attenuanti. Nessun raptus. Solo fredda premeditazione.

La sentenza attesa

Il verdetto era atteso per il 16 luglio 2025, alla Corte d'Assise di Roma. In aula c'erano la madre, il fratello, gli amici di Martina, tutti con una sola richiesta: giustizia piena, senza sconti, senza scuse.

Invece è accaduto quello che i familiari temevano: l'ergastolo è stato annullato, la pena ridotta a ventiquattro anni e otto mesi. Motivo: esclusa l'aggravante della premeditazione.

«Sono veramente delusa. Mi aspettavo la conferma dell'ergastolo. Giustizia non è stata fatta» ha dichiarato Viviana, la madre di Martina. L'avvocata Licia D'Amico, parte civile e membro dell'associazione Insieme a Marianna, ha definito la sentenza «incomprensibile»: «L'aggravante della premeditazione ormai è un oggetto misterioso. I comportamenti di Bonaiuti erano chiarissimi: ha portato con sé un'arma, ha scelto luogo e momento. È femminicidio, e così deve essere chiamato».

Con la riduzione della pena, il verdetto lascia un senso di vuoto e amarezza. Perché ciò che è stato tolto non è solo una manciata di anni. È la consapevolezza che, anche davanti a una morte annunciata, il sistema può ancora voltarsi dall'altra parte.

Martina era una donna che difendeva le donne.

E quando ha chiesto aiuto, nessuno l'ha difesa.

Vanessa Simonini

Mi chiamavo Vanessa Simonini.

Sono nata il 24 gennaio, come Michelle Hunziker, e un po' mi ci sentivo somigliante: bionda, alta, sorriso dolce.

Ma se qualcuno me lo diceva, io arrossivo, mi schermivo, dicevo che erano pazzi.

Che io non mi vedevo bella.

Che non mi piacevo.

Perché ero fatta così: buona con gli altri, ma dura con me stessa.

Sono cresciuta in una casa piena d'amore.

Quando sono nata, le mie sorelle gemelle avevano tredici anni e mi guardavano come un miracolo.

Il babbo scherzava sempre: «Vane, te non hai una mamma, ne hai tre!». E aveva ragione. Melania e Simona mi portavano nel marsupio a prendere la merenda, mi leggevano le favole, mi coccolavano come si fa con un cucciolo.

Io non piangevo mai.

Ero buona, silenziosa.

Timida.

Sempre attaccata a loro e alla mamma.

La mia favola preferita era *La principessa sul pisello*, gliela facevo leggere otto volte di fila.

Amavo ascoltare. Amavo le storie.

Mi fidavo del mondo.

Mi sono affezionata troppo a casa, tanto che all'asilo ci sono andata solo l'ultimo anno, e poco. Stare lontana da mamma mi faceva mancare l'aria.

A scuola ero diligente, attenta, ma parlavo poco. Le maestre dicevano che ero ancora attaccata al cordone ombelicale.

E avevano ragione: io senza mamma non ci sapevo stare. Facevo i compiti con lei, sempre.

Avevo un'amica, Maria Chiara, poi è arrivata Tania, l'amica del cuore.

Con lei ridevo, sognavo, con lei condividevo il mio lato più dolce.

Una volta, quando stava male, l'ho aiutata a uscire da un periodo buio.

E lei ancora oggi lo ricorda. Dice che le ho salvato la vita.

Io non volevo salvare nessuno.

Solo far star bene chi amavo.

Avevo fame di affetto. Di normalità.

I miei piatti preferiti? Tortellini panna e prosciutto, quelli della nonna.

Mangiavo con le mani, spesso in fretta. Non mi importava dello stile, della forma, della compostezza.

Ero così. Vera.

Mi piacevano i jeans, le magliette. I vestiti belli, quelli particolari che sceglieva mamma, mi facevano sentire troppo osservata.

Mi piaceva essere notata solo da chi sapeva davvero vedermi.

Non amavo viaggiare. A Parigi e Londra ho avuto attacchi di panico. Mi mancava la mia Gallicano.

Dicevo sempre: «Londra sarà anche bella, ma Gallicano è più bella».

Era casa.

Era tutto.

Dopo il liceo linguistico avevo fatto il servizio civile occupandomi di bambini, anche di quelli più problematici.

E lì ero felice.

Avevo capito che quella era la mia strada.

Forse avevo sbagliato scuola.

Forse avrei voluto fare l'educatrice.

Amavo i bimbi.

Mi facevano sentire utile.

Poi, è arrivato lui.

Lo chiamavano «il Pisa».

Aveva trentasei anni, io venti.

Era entrato nel mio gruppo di amici.

Diceva di essere solo, triste.

Diceva di aver perso gli amici, l'amore.

Si proponeva per accompagnarci in auto, così mia mamma poteva riposare.

Mi faceva ridere, parlava tanto. Sembrava innocuo.

Ma si era preso una sbandata. E io lo avevo capito.

Gliel'avevo detto: «Per me siamo solo amici». Mi sembrava chiaro.

A mia mamma aveva detto: «Vanessa è come una sorellina per me».

E invece mentiva.

Quella sera, il 7 dicembre 2009, pioveva a dirotto.

Io dovevo partire per Roma il giorno dopo, con amici.

Mamma mi stava lavando i capelli.

Le ho detto che uscivo un'oretta, dovevamo sistemare le ultime cose per il viaggio.

Lei mi ha guardata e ha detto: «Quanto sei bella».

Io l'ho mandata bonariamente a quel paese.

Il Pisa è venuto a prendermi verso le 20.50.

La strada principale era chiusa per una fiaccolata per la pace. Siamo dovuti passare da una strada secondaria.

Isolata. Buia.

Lui si è fermato, ed è stato l'inizio della mia fine.

Alle 21.10 mamma ha sentito un dolore forte, inspiegabile.

Come se il cuore si fosse rotto.

Io credo che sia successo allora.

Che lui ci abbia provato.

Che io l'abbia respinto.

E che per questo mi abbia uccisa.

Alle 22 Tania ha chiamato mamma: «Vanessa non è arrivata. Ma mi aveva scritto che stava per arrivare».

Alle 23 sono andate dai carabinieri.
Le ricerche sono iniziate subito.
Ma io non sono più tornata.

Mi hanno trovata il giorno dopo, in un canneto, vicino al fiume Serchio.
Sotto la pioggia.
Con un giacchetto addosso, messo da lui, come per fingere pietà.
Ma io ero già morta. Strangolata.

Io mi fidavo.
Mi fidavo delle persone. Anche di lui.
Diceva che ero la sua sorellina.
Voleva far parte della mia vita. Della mia cerchia.
Ma io avevo vent'anni. Volevo vivere, non compiacere.
Lui era troppo grande, troppo invadente, troppo ossessivo.
Lo avevo rifiutato. Più volte. Chiaramente.
Ma il rifiuto, per chi non sa cosa significhi davvero amare, è un affronto.
Per chi possiede, è una ferita all'ego.
E allora mi ha portata via.
In una stradina isolata.
Mi ha strangolata.
Mi ha spogliata.
Mi ha gettata sotto la pioggia, sul greto del fiume, come fossi spazzatura.
Poi ha finto. Ha mentito. Ha cercato di far credere che fossero stati degli stranieri.

Quando è stato messo sotto torchio, ha confessato.

E per questo, e per avermi rimesso addosso una giacca, gli hanno dato le attenuanti.

Come se una giacca potesse coprire un omicidio.

Come se un assassino potesse diventare un uomo perbene solo perché ha finto pietà.

Gli hanno dato sedici anni.

È uscito nel 2022.

Io invece sono rimasta sotto una lapide.

E lui? Lui è tornato a colpire.

L'hanno trovato con una siringa sotto il letto.

Con foto rubate a ragazze.

Con ricerche su come pungere senza farsi notare.

Tre studentesse aggredite a Pisa. Di spalle. Di nascosto.

La stessa vigliaccheria.

Oggi è ai domiciliari.

Ancora.

Ancora libero.

Io invece no.

E allora vi lascio un messaggio.

Se il vostro istinto vi dice che qualcosa non va, ascoltatelo.

Non pensate che essere buone significhi dover accettare tutto.

Non sentitevi in colpa se qualcuno vi dice che siete fredde.

Meglio passare per dure, che finire come me, uccisa da chi si professava amico, da chi non avete allontanato per pietà.

Se una persona vi mette a disagio, non ignorate questa sensazione.

Se sentite un allarme dentro, non zittitelo.

Il rispetto si merita. Non si impone.

E non tutti quelli che si definiscono amici lo sono davvero.

Non credete ai falsi buoni.

Ai manipolatori.

A chi finge affetto per controllarvi.

Fermatevi prima.

Perché, a volte, essere troppo buone è ciò che ci rende più vulnerabili.

Io volevo solo vivere.

Non ho sbagliato a fidarmi.

Ho sbagliato a fidarmi della persona sbagliata.

Il mio assassino.

Il caso Vanessa Simonini

L'omicidio

Vanessa Simonini, vent'anni, fu uccisa la sera del 7 dicembre 2009 a Gallicano (in provincia di Lucca) da Simone Baroncini, conosciuto come «il Pisa», un uomo di trentasei anni che frequentava da tempo il gruppo di amici della ragazza. Vanessa lo considerava un conoscente e lo aveva già respinto più volte, chiarendo che tra loro non ci sarebbe mai potuto essere nulla.

Baroncini, tuttavia, non si era mai arreso al rifiuto. Faceva leva sulla sua apparente solitudine e sulla compassione altrui. Vanessa aveva cercato di mettere dei paletti, ma lui tornava all'attacco con il solito copione: «Non ti far portare da tua madre, dai. Ti porto io. Lasciala riposare, tanto ho la macchina».

La sera del 7 dicembre 2009, Baroncini andò direttamente a prendere Vanessa a casa, per accompagnarla a un incontro con gli amici in vista di una partenza per Roma, prevista l'indomani.

Durante il tragitto in auto, a causa della chiusura della strada principale per una fiaccolata, l'uomo imboccò una stradina secondaria e isolata.

Secondo la ricostruzione, in quel momento tentò un approccio fisico, Vanessa lo respinse nuovamente.

Baroncini reagì con ferocia: la strangolò a mani nude, poi le tolse i vestiti e gettò il corpo sotto la pioggia battente sul greto del fiume Serchio, in località Pian di Lago.

A completare la messa in scena, le rimise addosso un giacchetto per fingere pietà. In un primo momento simulò anche un'aggressione da parte di stranieri, confessando solo dopo essere stato sottoposto a un interrogatorio serrato.

Il ritrovamento e l'indagine

Il corpo di Vanessa venne trovato il giorno dopo, l'8 dicembre, in una zona impervia del fiume Serchio, in un canneto. Era adagiato in modo apparentemente «composto», con un giacchetto appoggiato sopra, gesto che l'assassino avrebbe poi utilizzato in sede processuale per sostenere un presunto «pentimento».

Il luogo era difficile da raggiungere, il corpo esposto alla pioggia battente, in condizioni che fecero ipotizzare agli inquirenti la volontà di occultamento, sebbene non vi fosse stato ulteriore spostamento.

I carabinieri concentrarono subito i sospetti su Baroncini, l'ultimo ad averla vista e il primo a mostrarsi insistentemente presente nei momenti successivi alla scomparsa. Seguì l'interrogatorio nel corso del quale l'uomo confessò l'omicidio.

Il processo e la condanna

Baroncini fu arrestato e processato.

Fu condannato in primo grado a trent'anni perché aveva chiesto il rito abbreviato, ottenendo così lo sconto di un terzo della pena.

In appello il giudice gli riconobbe le attenuanti generiche, giustificate, secondo le motivazioni, dalla collaborazione, dalla confessione e dal gesto del giacchetto come «segno di umanità».

La pena fu fissata a sedici anni di reclusione.

Una condanna che la madre definì «una seconda morte», e che suscitò grande indignazione pubblica.

Nonostante la brutalità del crimine, Baroncini uscì di prigione nel 2022, dopo aver scontato poco più di tredici anni grazie alla buona condotta e alla liberazione anticipata.

La recidiva: il «maniaco delle siringhe»

Nel 2024, meno di due anni dopo la scarcerazione, Baroncini è tornato a colpire.

A Pisa, tra settembre 2024 e gennaio 2025, almeno tre giovani donne sono state aggredite mentre camminavano da sole: colpite da dietro con una siringa. Una trentenne e due studentesse di ventuno e ventitré anni hanno denunciato episodi avvenuti sul Lungarno Buozzi, sul cavalcavia San Giusto e in viale Bonaini.

Le modalità sono state sempre le stesse: l'aggressore ha agito incappucciato, alle spalle, in modo rapido e anonimo.

La Squadra mobile è risalita a Baroncini grazie a un incrocio tra telecamere e testimonianze fotografiche.

Il 24 gennaio 2025, durante una perquisizione nella sua abitazione a Volterra, la polizia ha rinvenuto:

- una siringa nascosta sotto il letto, compatibile con quelle usate;
- foto rubate a ragazze, scattate all'insaputa delle vittime;
- materiale pornografico disturbante con elementi fetish legati all'uso di aghi;
- ricerche online su come colpire senza lasciare tracce.

Il profilo criminologico

La criminologa Anna Vagli, sentita sull'argomento, ha sottolineato come Baroncini non abbia mai agito d'impulso, né nel 2009 né nel 2025.

Ha parlato piuttosto di predazione evolutiva: «L'omicidio di Vanessa è stato l'inizio. Il suo impulso si è trasformato in metodo. Le aggressioni con la siringa mostrano pianificazione, escalation, e un desiderio di controllo su vittime casuali».

Secondo Vagli, l'uomo ha affinato la sua pericolosità, diventando un potenziale predatore seriale.

Arresto e situazione attuale

Il 17 aprile 2025 Simone Baroncini è stato arrestato per violenza sessuale aggravata. Il gip ha disposto i domiciliari con braccialetto elettronico, rigettando la richiesta di custodia cautelare in carcere.

Nel maggio 2025 l'imputato ha chiesto il patteggiamento o un nuovo rito abbreviato, mentre è rimasto ai domiciliari nella sua abitazione di Volterra.

La voce della madre

Maria Grazia Forli, madre di Vanessa, ha dichiarato: «Quando uno uccide volontariamente dovrebbe avere l'ergastolo, senza sconti. Non era pazzo, era lucido. Lo dimostrano le perizie. Lo hanno lasciato libero e ha colpito ancora. Mia figlia non ha avuto una seconda occasione. Lui sì. E l'ha sprecata. I domiciliari non sono giustizia. Sono un'offesa alla memoria di Vanessa».

Il dolore di chi resta

La voce di Maria Grazia Forli, mamma di Vanessa Simonini

Sono morta il 7 dicembre 2009. Il giorno in cui mia figlia Vanessa è stata uccisa barbaramente da quello che credeva un amico. Da allora non vivo, sopravvivo.

Ogni tanto ho dei momenti in cui sto un po' meglio, certo, ma non sono più io. È come se qualcuno mi avesse strappato via la pelle, la voce, il cuore, non provo più quella gioia, quella serenità che lei mi dava quando tornavo a casa e la sentivo ridere. Bastava vederla e mi passava tutto, anche nelle giornate più nere. Eravamo troppo unite, io e lei.

All'inizio non riuscivo ad accettare la sua morte, il mio cervello si è difeso da solo, come per autoprotezione. Ero stata al funerale, avevo visto la bara, ma non ci credevo, pensavo che fosse tutto un incubo. Per quaranta giorni ho aspettato che tornasse, mi sedevo su quella poltrona che lei amava tanto fin da bambina e l'aspettavo. Guardavo la porta, immaginavo di sentirla rientrare.

Forse era un'illusione necessaria per non impazzire, forse se non l'avessi fatto sarei morta anch'io davvero. Dopo quei quaranta giorni, ho iniziato a realizzare. A capire che non sarebbe più tornata, ma il dolore era così forte da essere disumano. Nulla riusciva a placarlo.

Ho iniziato a leggere libri di religione, decine e decine, nel tentativo disperato di trovare un filo, un ponte, qualcosa che mi collegasse ancora a lei. Nel frattempo mia figlia Simona, una delle due gemelle, ha deciso di tornare a vivere con me; anche lei era devastata, ma insieme ci facevamo forza. Quando poi è rimasta incinta, qualcosa in me si è mosso.

L'8 novembre 2010 è nata Matilde, e io ho ricominciato a respirare, tornavo dal lavoro e non vedevo l'ora di stringere tra le braccia quel pezzetto di vita. Quando la abbracciavo, era come se sentissi di nuovo Vanessa, mi sembrava di averla con me. Glielo dico sempre, a Matilde: «Tu mi hai salvata». Lei le assomiglia tantissimo, non solo fisicamente, ma anche nel carattere: è timida, gentile, ha lo stesso sguardo dolce.

In quel periodo ho sentito il bisogno di scrivere: ho sempre amato farlo, in particolare poesie e racconti, e Vanessa era la mia prima fan. Così ho deciso di pubblicare un libro dedicato a lei, era il mio modo per continuare a farla vivere.

Poi, l'anno successivo, ho scritto un romanzo. Ogni parola era una coltellata, scrivere mi faceva soffrire, piangevo per ogni frase, ma dentro ci ho messo tutto: com'era Vanessa, la sua luce, la sua bellezza interiore. È uscito un libro sincero, vero, e doloroso. Mettendo nero su bianco i miei sentimenti ho trovato la forza di dire a me stessa: "Io continuo, per farla conoscere. Per non farla morire mai davvero".

Nel frattempo, mentre io cercavo di sopravvivere, la giustizia italiana faceva il suo corso. Tre gradi di processo, ma l'assassino di mia figlia ha avuto uno sconto di pena grazie al rito abbreviato. Solo sedici anni. Sedici.

Quando ho sentito quella sentenza, la rabbia che mi

portavo dentro è esplosa. Ho preso carta e penna e ho scritto una proposta di legge: «Certezza della pena nell'omicidio volontario, basta sconti agli assassini». L'ho portata a Roma, ricevuta da Laura Boldrini. La Camera l'ha approvata in parte, ma il Senato l'ha bocciata.

Nel 2019, però, qualcosa di quella proposta è stato ripreso: oggi, se l'omicidio è volontario e premeditato, non si può più accedere al rito abbreviato. È già qualcosa ma è poco: avrei voluto togliere tutti gli sconti, perché per arrivare alla vera giustizia bisogna lavorare davvero. E invece le attenuanti sono infinite.

Quella battaglia mi ha dato forza, mi ha tenuta in piedi. Poi un poliziotto di Lucca mi ha proposto di partecipare ai suoi corsi di autodifesa; girava per tutta la Lucchesia per insegnare alle donne a difendersi, e io ho iniziato ad accompagnarlo.

Raccontavo chi era mia figlia, cosa le avevano fatto. La gente ascoltava, piangeva con me, l'affetto era immenso e, a me, raccontare faceva bene. Così ho iniziato a portare la mia testimonianza anche nelle scuole. Sono andata ovunque: medie, superiori, licei. Ultimamente sono stata al liceo Michelangelo di Firenze, i ragazzi ascoltavano in silenzio, e io parlavo, parlavo con lei accanto. Perché quando racconto la storia di Vanessa, è come se lei fosse lì. La sento viva. La sento presente.

Il mio obiettivo è sempre lo stesso: salvare almeno una ragazza attraverso le mie parole. Se racconto, se spiego i segnali, se una sola giovane donna riesce a capire e a scappare, allora io ho salvato una vita. E non ho parlato invano. Se salvo qualcuno è come se salvassi mia figlia, perché lo faccio attraverso di lei, è come se la sua morte non fosse stata completamente vana.

Qualche anno dopo l'omicidio, è nato un centro antiviolenza a Gallicano, si chiama Non ti scordar di te. Un nome che mi ha subito toccato il cuore, perché noi donne pensiamo sempre agli altri: ai figli, al marito, alla casa, ma spesso ci dimentichiamo di noi stesse.

All'inizio era solo un punto d'ascolto, oggi è un vero centro. E io collaboro con loro, portando la mia voce e il mio dolore. Ho inaugurato 139 panchine rosse in tutta la Garfagnana, la Versilia, il Pistoiese, su ogni panchina leggo una poesia che ho scritto per Vanessa, su ogni panchina c'è una targa con i numeri utili per le donne che subiscono violenza, e accanto una frase: «In memoria di Vanessa».

Molti pensano che le panchine rosse non servano a niente, che siano solo un simbolo, ma io so che non è così. Perché ogni volta che ne inauguriamo una, c'è sempre almeno una donna che il giorno dopo trova il coraggio di venire al centro, di raccontare, di chiedere aiuto.

Le panchine rosse non servono a chi vuole uccidere, questi maledetti non guardano i simboli, ma servono a chi ha bisogno di sentirsi meno sola. Servono a chi ha bisogno di un segnale per salvarsi.

Io non smetterò mai di raccontare Vanessa, lei vive in ogni parola che dico, in ogni poesia che leggo, in ogni panchina che inauguro.

E finché avrò voce, lei non morirà mai davvero.

Perché lei era mia figlia.

E lo sarà per sempre.

Faten Ben Rejeb (Samia Kedim)

Mi chiamavo Faten Ben Rejeb, ma tutti mi conoscono con il nome di Samia Kedim.

Sono nata a Ben Arous, in Tunisia, il 16 luglio 1978. Quinta di sette figli, sorella di Karima, Sonia, Nadia, Hude, Imed e Nabil.

La mia infanzia è stata semplice, ma piena di affetto. I miei genitori, Arkaya ed Erjeb, erano severi, ma ci volevamo bene.

A scuola andavo bene, mi piaceva studiare. Mi sono diplomata in costruzioni, ambiente e territorio: il corrispondente, in Tunisia, dell'istituto tecnico per geometri.

Nel tempo libero facevo sport: pallavolo, palestra, nuoto.

E sognavo una vita piena d'amore.

Una famiglia serena, tutta mia.

Ero una ragazza solare, socievole, allegra.

Amavo cucinare, ballare, ridere.

Poi, un giorno, una vicina mi ha presentato un uomo: Mohamed.

È iniziata così una conoscenza di sette mesi.

Mi sembrava tranquillo, gentile.

E io avevo un sogno: vivere in Italia. Mi affascinava l'idea di una nuova vita, nuove opportunità.

Così mi sono sposata. Mi sono trasferita da lui.

E poco dopo, sono rimasta incinta.

Ma, già nei primi giorni, il mio sogno si è frantumato.

Un giorno avevo indossato un paio di calzini che non gli piacevano.

E lui mi ha picchiata.

Senza motivo. Senza freni.

Confusa, ho chiamato mia sorella. In fondo lo avevo scelto. Ma da quel giorno ho capito che l'uomo che avevo sposato non esisteva più.

O forse non era mai esistito.

Nel 2002 sono arrivata in Italia.

Ed è nata Miriam. Un anno e mezzo dopo, è arrivata Sabrina.

Mohamed ha iniziato a maltrattarmi anche quando ero incinta. Mi ha costretta a lavorare come lavapiatti, anche con la pancia.

Mi picchiava, mi rubava i soldi.

Sono entrata in comunità con le bambine.

Ma poi sono tornata con lui.

Ogni volta mi chiedeva scusa.

Ogni volta prometteva di cambiare.

E io ci credevo.

Avevo paura.

Ero sola, senza famiglia, senza soldi. Non sapevo come fare.

Nel 2009 è nato Yousef.

Lui continuava.

Mi gonfiava di botte, anche davanti ai figli.

Una volta mi ha colpita in testa con un ferro da stiro.

È uscito sangue.

Un'altra volta mi ha bucato le ruote della bici, perché non voleva che andassi a lavorare.

Mi ha distrutto i documenti per la cittadinanza.

Mi voleva invisibile. Dipendente. Annientata.

Ma io non mi sono mai arresa.

Ho lavorato sempre.

Anche quando avevo paura. Anche con le ossa rotte.

Anche quando di notte dormivo in macchina per non incontrarlo.

Quando ho potuto, sono andata ad abitare da Miriam, mia figlia, che nel frattempo era andata a convivere con il suo ragazzo, e aveva avuto una bambina.

L'ultima volta sono rimasta un mese.

È stato allora che ho deciso di denunciarlo di nuovo.

Lo hanno messo in carcere. Finalmente.

Per un po', ho respirato.

Ho trovato un lavoro fisso in ospedale, facevo le pulizie. Mi svegliavo alle 3 per andare fin là.

Sognavo una cucina nuova, per fare video di ricette.

Avevo imparato a cucinare le lasagne guardando un tutorial, perché Sabrina mi aveva quasi obbligata.

Alla prima sono venute male.

Alla seconda, buonissime.

Volevo ricominciare.

Volevo vivere.

Ma non mi è stato concesso.

Nemmeno dallo Stato.

Dopo un anno, Mohamed ha avuto i domiciliari.

Io lo sapevo che non si sarebbe fermato.

L'ho detto. Avevo paura.

Tutte le notti pregavo.

Avevo una gamba malata, faceva un male terribile. Non riuscivo più a camminare.

Eppure resistevo.

La sera prima del mio ultimo giorno, ho chiesto a mia sorella: «Perché gli uomini uccidono le loro donne?».

Me lo sentivo.

La mattina sono uscita per fare una ricarica telefonica.

Ho fatto anche la spesa.

Poi sono rientrata a casa.

E lui era lì.

Non so se mi aveva aspettata o se mi aveva seguita.

So solo che aveva deciso che non potevo vivere libera.

Che se io non ero più sua, allora non dovevo essere di nessuno.

E così mi ha tolto tutto.

Io volevo solo una cosa: essere amata.

Essere libera.

Avevo ballato, sorriso, cresciuto tre figli.
Mi ero sempre rialzata, anche quando mi avevano lasciata a terra.
E oggi vi chiedo una cosa:
non giudicate mai una donna che resta.
Aiutatela.
Chiedetele se ha bisogno.
Fatele spazio, apritele una porta.
Perché io ho bussato tante volte,
ma nessuno mi ha mai veramente aperto.

E ora che non posso più parlarvi, non in questa vita terrena,
lo faccio con le parole di mia figlia,
che ha denunciato le mancanze che hanno portato alla mia morte,
perché la mia storia non venga dimenticata.
Perché mia figlia possa ancora dire:
«Era mia madre e si sarebbe potuta salvare, se solo l'avessero ascoltata».

Il caso Faten Ben Rejeb

Samia Kedim fu uccisa il 17 aprile 2025 con estrema violenza all'interno del suo appartamento in via Joppi 71/A, a Udine. Il suo corpo riportava numerose ferite da taglio al volto, alla testa e alle braccia: segni chiari di un'aggressione brutale e di un disperato tentativo di difesa.

A ucciderla l'ex marito, Mohamed Naceur Saadi, cittadino tunisino di cinquantanove anni, che all'epoca era sottoposto agli arresti domiciliari a Monfalcone, con braccialetto elettronico e divieto di avvicinamento, per una precedente condanna legata a maltrattamenti, lesioni aggravate e violenza sessuale ai danni proprio di Samia. La sentenza era stata emessa il 18 marzo 2025, con rito abbreviato, e la pena comminata era di cinque anni e quattro mesi di reclusione.

Saadi aveva trascorso un anno in custodia cautelare in carcere, dal 10 febbraio 2024 al 22 febbraio 2025, un provvedimento, a detta del procuratore Massimo Lia, particolarmente pesante per reati di questo tipo.

Tuttavia, su reiterata richiesta della difesa e con il parere favorevole del pubblico ministero, la detenzione in carcere fu convertita in arresti domiciliari e braccialetto elettronico. A ciò si aggiunse una concessione di due ore settimanali di libertà (il martedì e il giovedì) per provvedere alle «indispensabili esigenze di vita».

Quella concessione si rivelò fatale.

L'omicidio

Il giorno dell'omicidio, Saadi uscì regolarmente con il permesso, prese il treno da Monfalcone e arrivò a Udine. Entrò nella casa di Samia, ancora formalmente intestata a lui, e attese il suo ritorno. Secondo quanto ricostruito, era stato il figlio quindicenne della coppia a consegnargli le chiavi, probabilmente con il consenso della madre, per un incontro legato alla separazione in corso. Solo successivamente, con il senno di poi, si sarebbe compreso che quello era stato il tragico innesco dell'imboscata.

Appena la vide, Saadi si accanì su Samia con ferocia.

La fuga

Dopo aver ucciso la moglie, Saadi fuggì a bordo della sua auto, dirigendosi verso la strada statale Pontebbana, dove provocò un impatto frontale contro un camion cisterna, forse con l'intento deliberato di togliersi la vita. Secondo quanto riferito da alcuni testimoni, l'uomo non tentò in alcun modo di evitare l'impatto: nessun segno di frenata, nessuna manovra per schivare il mezzo. Morì sul colpo.

Nel frattempo, il braccialetto elettronico non segnalò alcuna anomalia durante le due ore di libertà previste. Il sistema scattò solo alle 11.04, ovvero poco dopo la scadenza del permesso, quando Saadi non fece ritorno ai domiciliari. A quel punto, i carabinieri di Monfalcone si attivarono per cercarlo, ma ormai era troppo tardi: Samia era già stata uccisa e l'ex marito era in fuga.

L'opinione del procuratore

Il procuratore Massimo Lia, durante la conferenza stampa convocata per chiarire la dinamica, sottolineò l'importanza di usare il termine corretto: «femminicidio». Aggiunse che, tecnicamente, il braccialetto elettronico adottato in questo caso non era un dispositivo antistalking con doppio sensore (uno alla vittima e uno all'indagato), ma solo un rilevatore antievasione. Ciò significava che, durante le due ore di uscita consentite, non esisteva alcuna tracciabilità attiva dello spostamento del soggetto.

Precisò: «Se il soggetto è autorizzato ad allontanarsi in quell'arco temporale, il braccialetto non dà nessun segnale d'allarme. Solo al termine del permesso, se il soggetto non è rientrato, l'allarme scatta. E in questo caso, il fatto era già avvenuto».

Sempre Lia precisò che la scelta di sostituire il carcere con i domiciliari era stata adottata con massima cautela, e che «col senno di poi è facile dire che sarebbe stato meglio non concedere alcuna autorizzazione», ma che all'epoca la valutazione era stata ritenuta congrua. Tuttavia, furono sollevati pesanti interrogativi sulle misure cautelari adottate e sulla reale efficacia dei dispositivi elettronici che, in questo caso, non impedirono il contatto né protessero la vittima nei momenti più a rischio.

La denuncia non basta

A riconoscere i corpi dei genitori, il giorno successivo al delitto, fu una delle figlie della coppia. Samia era madre di tre figli e lavorava come addetta alle pulizie in ospedale, con contratto a tempo indeterminato.

Era una donna che aveva denunciato, combattuto, resistito, e cercava solo una nuova vita in pace, lontano dalla violenza.

Nonostante le segnalazioni, le denunce, la separazione in corso e una condanna già pronunciata, lo Stato non è riuscito a salvarla.

E allora la domanda che resta, dopo tutto questo, è una sola: a cosa serve denunciare, se dopo la denuncia le donne vengono lasciate sole?

A cosa serve affrontare il trauma, trovare il coraggio di parlare, di uscire da una casa che è già una trappola, se poi la giustizia apre comunque un varco da cui l'assassino può rientrare?

Samia aveva fatto tutto.

Aveva denunciato.

Aveva combattuto.

Aveva ottenuto una condanna.

Eppure, sono bastate due ore di permesso legale, un braccialetto elettronico che non proteggeva davvero, e uno Stato che non ha saputo guardare oltre le carte, per distruggere tutto.

Questa storia, come tante, dimostra che, purtroppo, spesso, non basta dire alle donne di denunciare. Serve garantire che dopo la denuncia ci sia davvero protezione, ascolto, presenza.

Altrimenti, le denunce diventano solo il prologo del funerale.

Marisa Maldera

Mi chiamavo Marisa Maldera.

Sono nata il 19 dicembre 1954.

Ero una ragazza solare, allegra, gioiosa. Avevo il dono di portare luce, ovunque andassi. Tenevo insieme le compagnie, ero il collante della festa, quella che trasmetteva felicità con una sola risata.

A sedici anni ero già mamma.

Ero innamorata del mio fidanzato da quando avevo nove anni.

Eravamo cresciuti insieme.

Era il mio primo amore, il mio unico amore, almeno così credevo.

Non ho mai pensato che un amore potesse ucciderti.

Per me l'amore era casa, era famiglia.

E quando lui mi dava uno schiaffo, dicevo a me stessa che lo faceva perché mi amava.

Che ero io a sbagliare.

Che dovevo migliorarmi.

Che dovevo perdonare.

Così ho fatto. Sempre.

Ho perdonato ogni umiliazione, ogni botta, ogni atteggiamento di controllo.

Ho cresciuto tre figli: Tina, Cinzia e Diego.

Erano tutta la mia vita.

Erano le uniche persone davanti a cui sorridevo sempre, anche quando il dolore mi piegava.

Ero una cuoca, e amavo esserlo. La mia famiglia ha avuto diversi ristoranti.

La cucina era il mio linguaggio d'amore: parlavo con i sapori, abbracciavo con i profumi, curavo con il cibo.

Ancora oggi, Tina tiene vivo quel sogno: dice che io vivo nel suo ristorante, che ogni piatto che prepara è una parte di me.

Io ci credo.

Amavo i pagliacci. Ne collezionavo le statuine.

Mi facevano sorridere anche quando il mondo fuori mi faceva piangere.

Amavo il turchese.

Amavo il lago.

Amavo la Puglia.

Amavo preparare il pranzo al sacco e portare i miei figli al lago, con le coperte sull'erba e il sole tra i capelli.

Eravamo felici, anche se lui era sempre un'ombra. Sempre un rischio. Sempre un fuoco pronto a divampare.

Nel 2003, mio marito si è invaghito di una lavapiatti del nostro ristorante. Una ragazza più giovane.

Ha perso la testa.

E così, per liberarsi di me, ha inscenato una trappola mascherata da disgrazia.

Una macchina. Un incendio. Io dentro.

E il mondo che si beve la bugia dell'incidente.

Sono morta a quarantotto anni.

Bruciata viva.

Come lui mi aveva promesso tante volte, quando urlava: «Ti do fuoco, ci metto poco a tirarti addosso una latta di benzina».

E così ha fatto.

All'inizio, gli hanno creduto.

Omicidio colposo, hanno detto. Un errore, un caso, una tragedia.

Ma non era un errore. Era un piano.

Qualche anno dopo, ha ucciso un'altra donna. Un delitto ancora più efferato. Le mani mozzate. E solo allora, hanno deciso di indagare anche su di me.

Hanno scoperto tutto: la benzina rovesciata, la dinamica impossibile da giustificare.

Avevano le prove.

Avevano la verità.

Ma non hanno potuto fare nulla.

Perché era già stato condannato una volta, e in Italia non si può essere giudicati due volte per lo stesso reato.

Così lui è in carcere, sì.

Ma non per me.

Non per la donna che ha ucciso per prima.

Non per la madre dei suoi figli.

Non per Marisa.

Mi chiamavo Marisa Maldera.

E la verità, quella giuridica, per me non è mai arrivata.

La mia famiglia l'ha urlata al mondo.

I miei figli mi hanno difesa anche dopo la morte.

Ma io, da viva, ero sola.

A chi mi legge dico questo: non aspettate le prove, non aspettate la seconda vittima, non aspettate che sia troppo tardi.

La violenza va creduta subito.

Denunciata subito.

Fermata subito.

Perché chi minaccia di darti fuoco, prima o poi, lo fa davvero.

E quando succede, non resta più nulla da salvare.

Solo la voce dei figli.

Solo un nome scritto nel fuoco.

E sì, me lo chiedete spesso: qual è stato il mio ultimo pensiero?

La verità è che io sapevo che sarebbe successo.

Non sapevo quando. Ma sapevo che un giorno l'avrebbe fatto.

E in quell'attimo, prima che tutto finisse, ho pensato a loro. Ai miei figli. Ai miei nipoti.

L'unica cosa che mi ha consolata in quel momento è stata la certezza di aver lasciato al mondo la parte migliore di me.

Sono orgogliosa di ciò che sono diventati.

Di come mi amano.

Di come mi raccontano.

Di come mi fanno vivere ancora.

Avevo gli occhi color acquamarina più belli del mondo, e la risata più contagiosa dell'universo, dicevano.

E l'ho donata tutta a loro.

È questo il mio lascito.

Mi chiamavo Marisa Maldera.

E non voglio più essere l'eccezione.

Voglio essere l'ultima.

Il caso Marisa Maldera

Marisa Maldera morì nel 2003, avvolta dalle fiamme nella sua auto. Il caso fu inizialmente classificato come incidente: secondo la versione del marito, Giuseppe Piccolomo, l'auto prese fuoco accidentalmente perché Marisa, fumando una sigaretta, aveva fatto cadere il mozzicone su una tanica di benzina presente nell'abitacolo. Il marito fu accusato di omicidio colposo e patteggiò la pena. Ma quella verità, nel tempo, crollò.

Prima del delitto

Giuseppe Piccolomo, nato a Corato (in provincia di Bari), aveva conosciuto quella che sarebbe diventata sua moglie da bambino: lui aveva undici anni, lei appena nove. Un legame che sembrava romantico e destinato a durare. Marisa divenne madre della primogenita Cinzia ancora minorenne: aveva solo sedici anni. La coppia, trasferitasi in Lombardia, gestiva un ristorante. Lì lavorava una giovane cameriera, con cui Piccolomo avrebbe intrecciato una relazione extraconiugale culminata, poco dopo la morte della moglie, in un nuovo matrimonio.

L'omicidio

La dinamica dell'incidente fu sempre messa in dubbio dalle figlie della coppia, che gridavano fin da subito al femminicidio. Ricordavano chiaramente le minacce ripetute: «Ti do fuoco, ci metto poco a tirarti addosso una latta di benzina». E Marisa morì esattamente in questo modo: bruciata viva, nella macchina guidata dal marito.

Il secondo omicidio

La svolta giudiziaria arrivò sei anni dopo, nel 2009, quando Carla Molinari, pensionata di ottantadue anni, fu trovata uccisa nella sua villetta a Cocquio-Trevisago (in provincia di Varese). Il corpo era mutilato delle mani, tagliate dopo la morte. L'autopsia rivelò che era stata soffocata e poi accoltellata alla schiena e all'addome. Le mani le erano state tagliate, secondo la ricostruzione investigativa, perché durante la colluttazione la vittima aveva graffiato l'assassino e l'uomo temeva che sotto le unghie potessero esserci tracce del suo dna.

L'arresto

Tre settimane dopo, fu arrestato il vicino di casa di Carla Molinari: Giuseppe Piccolomo, cinquantotto anni. Il movente, secondo l'accusa, era economico: l'uomo cercava i 3700 euro che la donna teneva nascosti in casa, ma non li aveva trovati. Per quel delitto, crudele e premeditato, fu condannato all'ergastolo in tutti e tre i gradi di giudizio.

Da lì, ripartirono anche le indagini sulla morte di Marisa Maldera.

Il nuovo processo

Nel 2015, la Procura di Milano tornò sul caso, individuando forti analogie tra i due delitti: la dinamica, la lucidità dell'esecuzione, la freddezza nel liberarsi delle vittime. Si ipotizzò che anche la morte di Marisa fosse stata premeditata, orchestrata per incassare la polizza sulla vita e sposare la giovane cameriera.

Nel gennaio 2019, Giuseppe Piccolomo fu nuovamente processato e condannato all'ergastolo in primo grado per l'omicidio volontario della prima moglie Marisa.

Ma due anni dopo, a gennaio 2021, arrivò la beffa: la Corte d'Assise d'Appello di Milano annullò la condanna.

Il motivo? Il principio del *ne bis in idem*, secondo cui una persona non può essere processata due volte per lo stesso fatto. I giudici accolsero la tesi della difesa: Piccolomo aveva già patteggiato anni prima per omicidio colposo, e dunque non poteva essere giudicato di nuovo per lo stesso evento, anche se con un capo d'imputazione diverso, ovvero l'omicidio volontario.

Il ricorso

La Procura presentò ricorso in Cassazione, sostenendo che il secondo processo non violava il principio del *ne bis in idem*, poiché non si trattava dello stesso reato: non si può equiparare un patteggiamento per omicidio colposo a una nuova azione penale per omicidio volontario fondata su nuove prove.

Ma Marisa Maldera non ha mai avuto giustizia. La sua morte, oggi, resta formalmente classificata come un incidente.

Il caso analogo

Il nome di Giuseppe Piccolomo fu accostato anche a un altro cold case italiano: quello di Lidia Macchi, studentessa varesina uccisa con ventinove coltellate nella notte tra il 5 e il 6 gennaio 1987. Il caso è rimasto irrisolto. Nel 2013, la Procura generale di Milano indirizzò i suoi sospetti proprio su Piccolomo, sulla base delle testimonianze delle figlie, che dichiararono come il padre avesse più volte minacciato di «far loro fare la fine di Macchi Lidia», mimando il gesto delle coltellate. Il criminologo Alberto Miatello riferì che Piccolomo si era autoaccusato dell'omicidio davanti alle figlie. Tre donne, aggredite poco prima dell'omicidio, descrissero un uomo con i baffi molto simile a lui. All'epoca Piccolomo abitava a Caravate, a soli cinquecento metri dal luogo in cui era stato ritrovato il corpo della giovane. Tuttavia, non furono trovate tracce del suo dna sul cadavere e non fu mai incriminato ufficialmente per quel delitto.

La giustizia

Oggi Giuseppe Piccolomo è in carcere, condannato all'ergastolo solo per l'omicidio di Carla Molinari.

Per Marisa, nonostante le prove, le minacce, la dinamica e la sentenza iniziale, la giustizia si è fermata davanti a una formula giuridica.

Ma non si è fermata la richiesta di giustizia dei suoi figli.

Daniele Paitoni

Mi chiamavo Daniele Paitoni.

Avevo sette anni.

Mi piacevano i puzzle difficili, le barzellette, le merendine e Pikachu.

Ridevo sempre, anche quando facevo finta di arrabbiarmi. Bastava uno sguardo e scoppiavo a ridere.

Ridevo con la mamma.

Ridevo con Leo, il mio migliore amico.

Ridevo mentre correvo in cortile, scivolavo nei corridoi della scuola e bucavo i pantaloni.

Facevo aeroplanini di carta. Disegnavo. Ballavo la musica di Natale. Raccontavo barzellette con il mio amico Richi, e ridevamo prima ancora di arrivare alla battuta.

Ridevo con tutta l'anima.

Avevo una mamma che amavo più della Nintendo. Più di Pikachu. Più di tutto.

Quando tornava dal lavoro le correvo incontro: «Mamma, mi sei mancata!».

Era la mia frase preferita.

Avevo iniziato una nuova scuola e all'inizio ero timido, parlavo poco, ma poi avevo trovato il coraggio. La maestra mi prendeva per mano, e io mi fidavo.

Non chiedevo mai aiuto, ma quando qualcuno me lo dava, lo accettavo con un sorriso.

Avevo trovato il mio posto.

Avevo trovato gli amici.

Avevo trovato la mia voce.

Con Leo ero felice. Sempre.

Se mamma comprava qualcosa per me, sapeva che doveva prenderlo anche per lui.

Eravamo inseparabili, anche quando litigavamo. Ci bastava guardarci negli occhi, ed era come se il mondo ripartisse da capo.

Amavo viaggiare in camper con i nonni, inventare storie, mangiare biscotti con le sorprese.

Mi chiamavo Daniele.

E avevo una vita piena di cose belle.

Una mamma che mi adorava.

Una scuola che iniziava a piacermi.

Degli amici.

Un futuro.

Poi è arrivato lui.

Quel giorno gli avevo fatto un aeroplanino di carta. Ci avevo scritto che gli volevo bene.

Mi ha detto: «Facciamone uno anche per il nonno».

Sembrava tutto normale.

Mi ha fatto sedere.
«Facciamo merenda» ha proposto.
E invece mi ha tappato la bocca con uno straccio.
E mi ha tagliato la gola.
Così.
Di colpo.
Senza urlare.
Senza pietà.
Mi ha chiuso in un armadio.
Come si nasconde un errore.
Come si seppellisce la verità.
Poi è andato da mamma.
Le ha scritto che ero con lui, felice.
E appena lei è uscita, l'ha aggredita.
L'ha massacrata.
Le ha detto che era tutta colpa sua.
Che lo aveva fatto per punirla.
Ma la mamma si è salvata.
Ferita. Sanguinante. Viva.
Ma ditemi voi, che vita è quella di una madre a cui hanno ammazzato un figlio?
Che senso ha respirare, se ogni respiro ti ricorda chi non c'è più?

Papà non era pazzo. Aveva già provato a uccidere.
Aveva precedenti. Era agli arresti domiciliari.
Ma secondo i giudici, poteva vedermi. Perché un uomo violento, per qualcuno, può essere un buon padre.
Perché anche con il codice rosso attivo, la giustizia ha pensato che io sarei stato al sicuro.

Così mi hanno consegnato nelle sue mani. E lui ha fatto l'unica cosa che sapeva fare: mi ha ucciso.

Poi, quando ha capito che non avrebbe avuto sconti, quando ha sentito che era ritenuto capace di intendere e volere, non ha retto.

Non ha chiesto perdono.

Non si è pentito.

Ha fatto quello che sapeva fare: si è ucciso.

Mi chiamavo Daniele Paitoni.

Avevo solo sette anni.

E non dovevo morire così.

Ma in questo Paese, quando uno Stato non sa distinguere tra un conflitto e una violenza,

quando una sentenza non riconosce il pericolo,

quando chi dovrebbe proteggerti non ti ascolta,

a morire siamo sempre noi.

Le donne.

I bambini.

Quelli che non vengono creduti.

Quelli che non vengono ascoltati.

Quelli che nessuno difende, neanche quando il mostro è in casa.

Ascoltateli, i bambini.

Quando vi dicono che hanno paura.

Quando si chiudono a riccio.

Quando cambiano all'improvviso.

Quando piangono prima di andare da papà.

Non dite che sono suggestionati.

Non dite che è la madre che li mette contro di lui.

Non aspettate che smettano di parlare.
O che smettano di vivere.
Io non sono morto per un raptus.
Sono morto per colpa di chi non mi ha creduto.
Perché un codice rosso non è una formalità.
È una richiesta di aiuto.
È un allarme.
È una vita appesa a un filo.
E io, quel filo, l'ho perso.
Mi chiamavo Daniele Paitoni.
E vi prego: non lasciate morire altri bambini come me.
Non servono nuove leggi.
Serve ascoltare.
Serve proteggere.
Serve scegliere da che parte stare.
Perché anche i bambini, a volte, sanno riconoscere i mostri.
Ma è agli adulti che spetta il compito di fermarli.

Il caso Daniele Paitoni

Il 1° gennaio 2022, in una villetta di Morazzone, in provincia di Varese, si consumò una delle tragedie più sconvolgenti e simboliche degli ultimi anni: Daniele Paitoni, un bambino di sette anni, venne ucciso dal padre Davide con un fendente alla gola. Il suo corpo venne nascosto in un armadio.

Poche ore dopo, lo stesso uomo tentò di uccidere anche l'ex moglie Silvia Gaggini, la madre del piccolo, aggredendola brutalmente. Lei sopravvisse, Daniele no.

Ma quello che più sconvolse fu ciò che aveva preceduto il delitto.

La storia

Davide Paitoni, quarant'anni, magazziniere, era già agli arresti domiciliari dal 26 novembre 2021 per tentato omicidio: aveva colpito un collega con un cutter, ferendolo alla schiena, durante una lite sul posto di lavoro. Non era il primo episodio di violenza di cui si era reso protagonista: contro di lui erano già state presentate denunce per maltrattamenti, lesioni e minacce da parte della moglie e del suocero.

Nonostante tutto, pochi giorni dopo l'arresto, la giudice per le indagini preliminari Anna Giorgetti aveva rigettato la richiesta della Procura di riconoscere la sua pericolosità sociale, disponendo invece i domiciliari e autorizzando gli incontri con il figlio Daniele e la moglie. Incontri che sarebbero dovuti avvenire in modo controllato, ma che, di fatto, si tenevano senza alcuna supervisione.

L'omicidio

Il 1° gennaio, approfittando proprio di quel permesso, Paitoni tenne Daniele con sé. Gli preparò una merenda. Gli fece costruire un aeroplanino di carta, lo illuse di una giornata normale. Poi lo attaccò alle spalle e lo uccise.

Subito dopo, scrisse alla madre del bambino fingendo che stessero rientrando insieme. Silvia, ignara, si preparò a riabbracciare il figlio.

Quando aprì la porta, venne colpita con violenza: pugni, calci, coltellate. L'uomo urlò che Daniele era lì, nell'auto, e che lui la stava aggredendo solo per colpa sua, per come si era comportata.

Si trattò del tentato femminicidio di una madre che da tempo aveva denunciato la pericolosità del padre del proprio figlio.

Nonostante le ferite, Silvia riuscì a fuggire, chiudersi in bagno e chiamare i soccorsi. Venne portata in ospedale, sotto shock, per ore non seppe dove fosse Daniele.

Solo nella notte le autorità la informarono del ritrovamento del corpo.

Per lei, fu l'inizio di un incubo senza fine.

La fuga

Dopo l'aggressione alla moglie, Davide Paitoni si diede alla fuga, ma venne rintracciato e arrestato poche ore più tardi in un bosco; aveva con sé una pallina di cocaina.

Durante l'interrogatorio in carcere a Miogni, si avvalse della facoltà di non rispondere. Il suo avvocato dichiarò che non era «lucido», che era «troppo provato».

Ma le accuse erano chiarissime: omicidio premeditato con aggravanti di crudeltà e motivi abbietti, oltre al tentato omicidio della moglie.

Secondo gli inquirenti, Paitoni aveva ucciso il figlio per vendetta contro la donna che lo aveva lasciato e denunciato. Si suicidò l'11 luglio 2022 nel carcere di San Vittore.

L'ultimo saluto

Il giorno dei funerali di Daniele, il 7 gennaio 2022, fu lutto cittadino sia a Morazzone sia a Gazzada Schianno. Il bambino venne ricordato con una cerimonia nell'oratorio che frequentava. Gli educatori pubblicarono un post struggente in sua memoria.

Nel frattempo, la ministra della Giustizia Marta Cartabia dispose un'ispezione ministeriale per verificare eventuali responsabilità nella gestione giudiziaria del caso. L'attenzione dell'opinione pubblica fu altissima.

Le polemiche

Il nome di Daniele Paitoni è diventato un simbolo delle falle del sistema giudiziario e delle violenze invisibili sui bambini.

In molti si chiedono come sia stato possibile che, con un codice rosso attivo e precedenti gravi, un padre potesse ancora incontrare il figlio senza alcuna tutela.

Come sia potuto accadere che, a soli trentasei giorni dal tentato omicidio di un adulto, gli sia stata riconosciuta l'idoneità a passare del tempo da solo con un bambino.

Ma nessuna spiegazione, nessuna nota della Procura o atto formale può rimediare alla morte di un bambino.

Daniele Paitoni è stato ucciso per vendetta, da un uomo che doveva essere fermato.

E non lo è stato.

Il dolore di chi resta

La voce di Silvia Gaggini,
mamma di Daniele

Non è così che immaginavo la mia vita.

Non che me la fossi immaginata in un modo preciso, ma di certo non così.

Eppure sono qui. E respiro. A pezzi, ma respiro.

A volte cado. Altre mi rialzo.

Ci sono giorni in cui sorrido solo per educazione. Altri in cui il dolore mi piega.

Mi chiedo spesso se ne valga davvero la pena.

Eppure continuo.

Perché Daniele me lo chiede ogni mattina, da quel cielo che ormai è casa sua.

Daniele era tutto.

Era luce, risata, sorpresa.

Un uragano di vita che correva a più non posso per i corridoi della scuola, si scottava i pantaloni scivolando sul pavimento, rideva così forte da farti dimenticare la fatica.

Aveva sette anni.

Sette anni pieni di vita, pieni di fame di mondo, pieni di me.

Quando suonavo il campanello, correva ad aprirmi gridando: «Mamma, mi sei mancata!».

Ora quel campanello suona e nessuno corre.

Solo il silenzio, quello che mi brucia dentro ogni giorno.

Il dolore non si supera. Si incarna.

Diventa parte di te.

Cammini con una cicatrice che nessuno vede, ma che ti segna ogni secondo.

Hai voglia di urlare, ma devi sorridere.

Hai voglia di scappare, ma devi restare.

Perché la vita va avanti. Si dice così.

Ma non è vero. La vita cambia.

E quella di prima non tornerà mai più.

Il 1° gennaio 2022 il mio Daniele è stato ucciso dal padre.

Avevo dedicato quattordici anni a quell'uomo.

E lui mi ha tolto tutto.

Mi ha massacrata.

Mi ha lasciata viva per farmi morire ogni giorno.

Mi ha tolto Daniele.

Mi ha condannata all'ergastolo del silenzio.

Quella notte...

Lui mi aveva detto che mi riportava nostro figlio.

Io lo aspettavo.

Volevo solo rivedere Daniele.

E invece, appena ho aperto la porta, è partito l'inferno.

Mi ha aggredita. Pugni. Calci. Un coltello.

Io cercavo solo mio figlio.

E lui mi ha detto che era in macchina. Che aveva visto tutto.

Che lo aveva fatto per colpa mia.

Sono riuscita a fuggire. Ho chiamato il 112. Panico. Ambulanza. Carabinieri. Poi l'ospedale. Il pronto soccorso.

Io piantonata, sotto shock, piena di ferite, e Daniele... Daniele non sapevo dov'era.

Mi facevano domande e io facevo domande.

Ma nessuno rispondeva.

Mi dicevano di stare calma.

Ma io sapevo.

Lo sentivo.

A un certo punto ho visto arrivare due donne con gli occhi pieni di lacrime.

Non hanno detto niente.

Non serviva.

Ho capito.

Erano le 4 del mattino.

Daniele era morto.

Blackout.

Non ricordo più nulla.

Solo freddo.

Solo dolore.

Solo vuoto.

Ho contattato mia madre con un messaggio: «Mamma, mi raggiungete in ospedale ché ho bisogno?».

Alle 4.43 sono arrivati.

Ci siamo guardati.

E in quel momento siamo morti tutti.

Un figlio. Un nipote. Una famiglia intera distrutta in un secondo.

Da quel giorno ho imparato a vivere guardando il cielo.

Ho imparato a cercare Daniele in ogni sorriso, in ogni bambino che corre, in ogni disegno appeso alle pareti di una scuola.

Ho imparato a non chiedere più: «Perché proprio a me?».

Perché tanto non c'è risposta.

Non c'è spiegazione che regga.

Oggi sono passati 1291 giorni.

E continuo a sorridere.

Sì, anche con il dolore in gola.

Anche se il silenzio mi uccide.

Anche se la notte non dormo.

Ho fondato un'associazione.

Si chiama Per mano si può. È nata dal bisogno di trasformare l'orrore in aiuto.

Parliamo ai bambini, agli adolescenti, agli adulti.

Spieghiamo cosa significa violenza.

Spieghiamo che non è colpa loro.

Spieghiamo che il dolore può diventare forza.

Abbiamo creato murales, laboratori, giornate di giochi, un'aula luminosa intitolata a Daniele con il suo sorriso e una copia del *Piccolo Principe*.

Abbiamo piantato un ulivo.

Abbiamo fatto crescere qualcosa, nel posto dove ci hanno strappato tutto.

Ma il dolore, quello non cresce.

Resta fermo.

Ti abita.

E ogni tanto, esplode.

Spesso mi chiedono: «Come fai ad andare avanti?».

E io non rispondo.

Perché non si spiega questo dolore.

Non ha voce.

Non ha pelle.

È un coltello invisibile.

Ma sono ancora qui.

Perché Daniele lo merita.

Perché il mio dolore non sia stato vano.

Perché nessun altro bambino venga dimenticato dietro una sentenza.

Perché la giustizia impari a distinguere tra un conflitto e un mostro.

Perché non si dica mai più: «Ma era un buon padre».

Daniele mi dà la forza.

E gli amici mi tengono in piedi.

Angelica, Samantha, Kiki, Sara, Fra, Loredana, Silvia, Sonia, Debora. Amiche vere. Che non mi chiedono nulla. Che rispettano i miei silenzi.

Che ci sono, sempre.

Non sono Rambo.

Sono solo una madre.

Che ogni giorno si riallaccia le scarpe.
Che guarda avanti.
Che si aggrappa a un sorriso.
Che lotta contro un'assenza più pesante della morte.
Per non dimenticare Daniele.
Perché nessuno dimentichi mai cosa succede, quando non si ascolta il grido di un bambino.

Giulia Cecchettin

Mi chiamavo Giulia Cecchettin.

E avevo un superpotere: curavo le persone.

Lo facevo con una risata, con una battuta fuori tempo, con un messaggio lasciato sul comodino.

Mi accorgevo dei silenzi. Di quelli che fanno rumore.

Mi accorgevo delle ferite degli altri anche quando le nascondevano bene.

Mio padre dice che avevo un cuore curativo, e che in mezzo alla tempesta io riuscivo a restare allegra.

E aveva ragione.

Ridevo tanto.

E disegnavo.

Disegnavo sempre.

Era il mio modo per fermare il tempo.

Amavo i K-drama, i manga, i colori tenui, i dettagli piccoli. E amavo le persone.

Avevo scelto Ingegneria biomedica, una facoltà tosta, impegnativa, quasi tutti maschi.

Ma io ero determinata.

Sognavo di aiutare chi soffre.

Sognavo anche di diventare fumettista.

Sognavo tanto, sempre.

Il 16 novembre 2023 mi sarei dovuta laureare. Era tutto pronto. La tesi consegnata, le scarpe scelte, il discorso in mente. Ero felice.

Avevo fatto tutto. E stavo per prendere il mio posto nel mondo.

Vivevo a Vigonovo con papà Gino e mio fratello Davide; mia sorella Elena si era trasferita a Vienna per motivi di studio, ma tornava a casa molto spesso.

La mamma se n'era andata troppo presto. E io avevo provato a diventare il collante. Elena era la mia roccia. E Davide il mio piccolo grande cuore. Eravamo una famiglia piena di dolore, ma anche piena d'amore.

E io, da quella famiglia, mi sentivo protetta. Forse per questo, per non dare un altro dolore a chi già soffriva, non ho urlato abbastanza. Non ho denunciato abbastanza. Non ho chiesto abbastanza.

Perché a volte, quando sei troppo abituata a preoccuparti degli altri, ti dimentichi di proteggere te stessa.

Lui si chiamava Filippo. Era il mio ex ragazzo.

All'inizio era gentile, premuroso, silenzioso. Poi è diventato insistente.

Sempre più presente, fino a opprimermi.

Mi controllava, mi scriveva in continuazione, si faceva trovare sotto casa. Aveva iniziato a minacciare il suicidio. «O ci laureiamo insieme o moriamo entrambi» aveva scritto.

Io avevo provato a staccarmi, a dirgli che era finita. Ma non ci riuscivo del tutto. Ero preoccupata per lui. E non volevo caricare papà di un'altra angoscia.

Così, ogni tanto, continuavo a vederlo. Pensando: "Basta che vada tutto bene".

Ma non è andato tutto bene.

Niente è andato bene.

L'11 novembre 2023 ho mandato la tesi alla professoressa. Erano le 17.15.

Alle 18 sono uscita con Filippo. Dovevo comprare le scarpe per la laurea. Siamo andati al centro commerciale. Abbiamo mangiato insieme.

Alle 22.43 ho scritto l'ultimo messaggio a mia sorella.

Poi è iniziato tutto.

Nel parcheggio sotto casa mia, a Vigonovo, ha cominciato a urlare. A colpirmi.

Un vicino ha sentito. Ha chiamato i carabinieri. Ma non sono arrivati.

Lui mi ha presa. Mi ha spinta in macchina. E mi ha portata via.

E io ero viva.

Nel tragitto tra casa e Fossò ero viva.

E avevo paura. Una paura gelida, silenziosa, assoluta.

Sapevo. Sapevo che forse non sarei tornata.

E ho pensato a papà, a Elena, a Davide.

Al dolore che avrebbero provato.

A tutte le cose che non avrei più potuto dire.

A tutto quello che non sarei più potuta essere.

Poi siamo arrivati in quella zona industriale.
Ho cercato di scappare. Ho urlato.
Ma lui era più forte.
Mi ha buttata a terra. Mi ha colpita.
Settantacinque volte.
E io sono morta lì. Tra l'asfalto e il buio.
Ma non è finita lì.
Mi ha avvolta nei sacchi. Mi ha caricata in auto.
E mi ha nascosta tra le rocce, in un bosco.
Mi ha tolto tutto. Ma non mi ha tolto l'anima.
Perché quella, non gliel'ho mai lasciata.

Oggi il mio nome è diventato un grido.

Un corteo. Una fiaccolata. Una fondazione.

Una rivoluzione gentile che parla di me in ogni scuola, in ogni aula, in ogni casa.

Io che sognavo di guarire i corpi, ora curo i cuori.

Con la mia storia. Con la mia voce. Con la mia assenza che fa rumore.

Se potessi tornare indietro, forse rifarei gli stessi errori.

Forse no.

Perché sì, c'erano segnali.

C'erano parole che non erano amore.

C'erano gesti che non erano premura.

E io li avevo notati. Ma non abbastanza da fermarlo.

Avevo parlato con mia sorella. Lei lo aveva capito subito.

Ma io avevo paura di disturbare, non volevo esagerare.

O forse, più semplicemente, non sapevo davvero come uscirne, senza che nessuno si facesse male.

E invece bisogna farlo. Bisogna gridare.

Gridare che l'amore non è controllo.

Che l'amore non uccide.

Che l'amore non isola, non spaventa, non minaccia.

Che l'amore vero ti libera.

Mi chiamavo Giulia Cecchettin.

Ero una studentessa.

Un'ingegnera biomedica.

Una fumettista.

Una sorella. Una figlia. Un'amica.

E sono tutte queste cose ancora.

Sono la voce di chi non ha più voce.

Sono la speranza di chi oggi trova il coraggio di dire di no.

Sono l'abbraccio che papà Gino porta nelle scuole.

Sono il sorriso che ha risvegliato le coscienze.

E lo sarò per sempre.

Non abbiate paura di essere voi stesse.

Non abbiate paura di chiedere aiuto.

Non abbiate paura di gridare la vostra libertà.

Io mi meritavo un amore che fosse più grande di ogni cosa.

E adesso ho l'amore di tutto il mondo.

Il caso Giulia Cecchettin

Giulia Cecchettin era nata a Padova il 5 maggio 2001. Viveva a Vigonovo, in provincia di Venezia, con il padre Gino, ingegnere, e il fratello minore Davide; la sorella maggiore Elena si era trasferita a Vienna ma tornava a casa ogni volta che poteva. La madre, Monica, era scomparsa da poco più di un anno, nell'ottobre 2022, lasciando un vuoto che Giulia aveva provato a colmare con la sua dolcezza e responsabilità. Studentessa di Ingegneria biomedica all'università di Padova, sognava di lavorare nel campo della salute, ma amava anche l'arte e desiderava diventare fumettista. Aveva già concluso la sua tesi e si sarebbe dovuta laureare il 16 novembre 2023.

All'università aveva conosciuto Filippo Turetta, coetaneo di Torreglia, con cui aveva iniziato una relazione durata circa un anno. Dopo la fine ufficiale del rapporto, nell'estate 2023, i due avevano continuato a vedersi sporadicamente.

Filippo si mostrava sempre più ossessivo. Aveva minacciato il suicidio e inviava a Giulia centinaia di messaggi. Lei aveva confidato alle amiche di uscire con lui ancora una volta al mese, per timore che potesse compiere gesti estremi. In una chat lui aveva scritto: «O ci laureiamo insieme o la vita è finita per entrambi».

L'omicidio

Sabato 11 novembre 2023 fu l'ultimo giorno di vita di Giulia. Alle 17.15 spedì via mail la versione finale della sua tesi. Alle 18 uscì di casa con Filippo per andare al centro commerciale Nave de Vero, a Marghera: doveva comprare un paio di scarpe per la laurea. Furono ripresi dalle telecamere all'interno del centro, e uno scontrino conferma che attorno alle 21 cenarono in un fast food. L'ultimo messaggio a Elena, la sorella, arrivò alle 22.43. Da quel momento in poi, il silenzio.

Le indagini

La mattina successiva, domenica 12, Gino Cecchettin presentò denuncia di scomparsa. Le forze dell'ordine iniziarono a monitorare le celle telefoniche e le telecamere, alcuni ipotizzarono un allontanamento volontario, ma una testimonianza cambiò tutto: un residente di Vigonovo riferì di aver visto, dal balcone, una lite violenta tra un uomo e una donna nel parcheggio di via Aldo Moro, vicino a casa Cecchettin. Aveva sentito la ragazza gridare: «Mi fai male», quindi aveva chiamato i carabinieri alle 23.18. Quell'intervento però non fu effettuato: c'erano troppe chiamate in corso.

Le indagini si concentrarono sull'auto di Turetta, una Fiat Punto nera. Le immagini delle telecamere di Fossò, comune limitrofo, mostrarono una scena agghiacciante: un uomo che colpiva una donna, la immobilizzava e la caricava nel bagagliaio. In quel punto furono trovate ampie tracce di sangue e la lama di un coltello lunga ventuno centimetri. È qui che Giulia è stata uccisa, l'uomo era Filippo. Scattò un mandato d'arresto europeo per omicidio volontario e sequestro di persona.

La caccia all'uomo

L'auto di Turetta venne localizzata in Alto Adige, poi oltre il confine: attraversò Austria e Germania. Il 12 novembre alle 9.07 l'uomo aveva fatto rifornimento con una banconota sporca di sangue in una stazione di servizio nei pressi di Dobbiaco. Il gestore consegnò il denaro agli inquirenti. La ricostruzione dei movimenti e delle soste dell'auto grazie alle immagini delle telecamere indicarono una deviazione sospetta tra il Lago di Barcis e Piancavallo, in provincia di Pordenone.

Il corpo

Il 18 novembre 2023, una settimana dopo la scomparsa, il corpo di Giulia venne trovato in un'area rocciosa del bosco, nascosto tra i rami e coperto con sacchi neri. Accanto a lei c'erano alcuni oggetti, tra cui un libro illustrato. L'autopsia avrebbe confermato l'orrore: settantacinque coltellate alla testa e al collo. La causa della morte era dissanguamento. Turetta aveva portato con sé tutto il necessario: coltello, nastro adesivo, sacchi per avvolgere il corpo. Un'azione pianificata nei dettagli.

L'arresto

Nello stesso giorno del ritrovamento, Filippo Turetta venne arrestato in Germania, fermo sulla corsia d'emergenza dell'autostrada A9, con l'auto senza benzina. Non oppose resistenza. Confessò. Fu estradato in Italia il 25 novembre con un volo dell'Aeronautica militare e rinchiuso nel carcere di Verona.

Gli inquirenti contestarono l'omicidio volontario aggravato da premeditazione, efferatezza, crudeltà, sequestro di persona, occultamento di cadavere e stalking. Il pm Andrea Petroni parlò chiaramente di pianificazione: «Aveva cercato su internet i luoghi, preparato materiali, acquistato una cartina, portato nastro adesivo per imbavagliarla e legarla. Era tutto premeditato».

Il processo

La famiglia Cecchettin si costituì parte civile. I Comuni di Fossò e Vigonovo fecero altrettanto, e si affidarono a legali per essere presenti in aula. La Corte d'Assise fu presieduta dal giudice Stefano Manduzio.

Filippo Turetta non si presentò alla prima udienza del 23 settembre 2024, ma comparve il 25 ottobre. In aula ammise la premeditazione: «Il 7 novembre ho iniziato a pensare che potevo toglierle la vita. Avevo troppi pensieri sbagliati». Consegnò memorie scritte e dichiarò di aver redatto una lista con il piano.

Il 25 novembre 2024, giornata internazionale contro la violenza sulle donne, il pm chiese l'ergastolo. «Ci sono ferite in punti che non fanno morire, come il sopracciglio, l'orecchio. Ma le mani erano piene di tagli. Ha urlato. Ha sofferto. Questo è crudeltà.» Turetta restò in silenzio.

Il processo si chiuse con la condanna all'ergastolo. Ma la Corte escluse due aggravanti: crudeltà e stalking. Una decisione che lascia perplessi.

Il dolore di chi resta

La voce di Gino Cecchettin, papà di Giulia

Oggi è il giorno dopo. Il giorno dopo la morte, quello che spezza la speranza, brucia i sogni e ti trascina all'inferno. Non quello metaforico. L'inferno vero. Quello che ti toglie il respiro. Quello che ti fa chiedere: "Perché? Perché proprio noi?".

Gino Cecchettin, padre di Giulia, non ha solo perso una figlia: ha perso l'equilibrio di una vita già segnata dalla sofferenza. Dopo la morte della moglie, era rimasto con tre figli e una famiglia da tenere in piedi. E Giulia, la sua secondogenita, era diventata non solo il suo orgoglio, ma il suo sostegno. «Si è guadagnata *ad honorem* anche il titolo di mamma» dirà con voce rotta. Perché è questo che era diventata: una ragazza di ventidue anni con sulle spalle il peso del dolore, e negli occhi ancora la luce dell'infanzia.

Eppure, il giorno dopo la tragedia, Gino non ha urlato. Non ha imprecato. Non ha cercato vendetta. Ha fatto una cosa che pochi al mondo sono capaci di fare: ha preso quel dolore indicibile, e l'ha trasformato in missione. «Non si può girare la testa» ha detto. «Se vedi un incidente, non fai una foto e prosegui. Ti fermi. E chiedi: "Avete bisogno di aiuto?".»

Così è nata la Fondazione Giulia Cecchettin. Un faro, più che un'associazione. Un luogo che educa all'affettività, che forma, che costruisce reti tra scuole, aziende, associazioni, ordini professionali, regioni. Un motore che porta la voce di Giulia dove prima c'erano solo silenzi. «Giulia era curativa,» ha detto Gino «quando avevi una ferita nell'anima, lei la vedeva e trovava il modo di guarirla. Anche ora, attraverso di noi, continua a curare.»

Ha dichiarato: «All'inizio ti travolge la rabbia. L'ingiustizia. Ti chiedi: "Perché a me? Perché a noi?". Poi ho capito che se resti lì, non ne esci più. Ho scelto di concentrarmi su tutto quello che Giulia mi ha dato, sul bello dei suoi ventidue anni, sul bello della vita».

Lo ha fatto anche piangendo davanti a cinquecento ragazzi, nella città dove Giulia voleva proseguire gli studi. «Ho pianto come un bambino. Perché il dolore resta. Ma in quel momento Giulia era viva. Era lì, nei suoi compagni, nei loro occhi, nel silenzio pieno di rispetto. Lei parlava ancora. Non con la voce, ma con la presenza.»

E questa presenza è diventata azione. È diventata una fondazione che unisce, che forma, che crea cultura.

«Non abbiamo bisogno di altro dolore. Ne abbiamo avuto già abbastanza. Servono azioni che portino leggerezza, felicità, visione.»

Questo bello, Gino l'ha portato ovunque, nelle scuole, nei convegni, nelle parole misurate che pesano più dei pugni. E in quella lettera letta al funerale, che ha fatto tremare il Paese.

«Giulia era una giovane donna straordinaria. Vivace, allegra, mai sazia di imparare. È stata un'oplita, come gli antichi soldati greci. Tenace nei momenti di difficoltà. Il femminicidio è il frutto di una cultura che svaluta la vita delle donne. Dobbiamo educare, dobbiamo parlarne. Uomini, tocca a noi cominciare.»

Parole che non cercano applausi, cercano soluzioni, cercano ascolto. E quel giorno, mentre migliaia di persone affollavano la chiesa e le piazze, Giulia è diventata qualcosa di più di una figlia, una sorella, una studentessa. È diventata la figlia di tutti.

«Lo sento,» ha detto Gino «tutti mi dicono: "Giulia è anche nostra".» E forse è per questo che la reazione di questa famiglia ha spiazzato: la dignità, la compostezza, la scelta di non scendere nell'odio, ma di alzarsi nella speranza.

«Spero che lui, Filippo, si renda conto di quello che ha fatto, e campi duecento anni. Per pensarci.» Una frase che ha sconquassato le coscienze, perché siamo abituati al dolore urlato, alla vendetta cieca, ma Gino, con la sua voce pacata, ha insegnato qualcosa di più grande: la forza della dignità. La potenza di chi decide di non farsi distruggere dal male, ma di rispondere con un'azione che cambia davvero le cose.

Il dolore di chi resta non ha forma, non ha regole, non ha fasi. Ma può avere una direzione. E la Fondazione Giulia Cecchettin ne è la prova.

«Non voglio che resti legata solo a me» ha detto. «Il mio sogno è che un giorno questa fondazione cammini da sola. Che qualcun altro se ne prenda cura, perché io non sono geloso. Giulia era di tutti. E anche la sua memoria deve esserlo.»

Un padre che ha scelto la vita, per fregare la morte.

Un uomo che ha trasformato il dolore più disumano in uno strumento umano, potentissimo, capace di insegnare al mondo intero che si può danzare sotto la pioggia. Anche se il fiore più bello è stato spezzato.

Tiziana Rizzi

Mi chiamavo Tiziana Rizzi.

Avevo trentasei anni, un figlio piccolo che era la mia vita, una casa da ricostruire, e un amore che non era più amore.

Ero una mamma, una sorella, una donna che cercava di vivere nel rispetto, nella fatica e nella dignità.

A chi mi conosceva davvero bastava guardarmi negli occhi per capire che non mi accontentavo di sopravvivere: volevo vivere.

Amavo i piccoli gesti, le giornate normali, le risate con mio figlio Filippo. Mi piaceva cantare le canzoni in macchina, anche se stonavo, e preparare la colazione con la musica accesa, anche se era lunedì.

Avevo un fratello, Damiano, che era il mio rifugio. Mi faceva ridere anche quando non volevo.

Mi capiva, a modo suo, e quando mi abbracciava sentivo che non ero sola.

Per anni ho cercato di aggiustare qualcosa che era già rotto.

Ci ho provato per mio figlio. Per la famiglia. Per il senso di colpa.

Ma vivere nella paura non è vivere.

E allora, alla fine, ho deciso.

Di dire basta. Di dire no.

Di riprendermi la mia vita.

E quella notte, la notte del 9 luglio 2013, non è stata solo l'ultima.

È stata la prova che avevo ragione ad avere paura.

Era tardi.

Filippo dormiva nella stanza accanto, nel suo lettino. Avrei voluto raggiungerlo.

Prenderlo in braccio. Portarlo via.

Invece ho sentito le urla di Marco.

Quelle che conoscevo troppo bene.

Ho visto la sua faccia stravolta, la mano che afferrava il coltello da cucina.

Quello per tagliare il pane.

«Marco, Marco, cosa fai?»

Gli ho gridato il suo nome.

Non per affetto.

Per fermarlo.

Per svegliarlo da quella furia.

Ma non si è fermato.

Mi ha colpita all'addome. Una, due volte.

Il dolore è arrivato subito, acuto, ma non era ancora la fine.

Ho provato a difendermi.

Ho alzato le mani, le braccia.

Ho sentito la lama sulla pelle, i tagli, le ferite piccole, inutili.

Sono scappata.

Ho cercato la porta.

Ho cercato l'aria.

Ma mi ha afferrata per i capelli.

Mi ha tirata indietro.

E in quella posizione, da dietro, ha affondato la lama nella mia gola.

Una volta. Poi ancora.

Due coltellate, profonde, precise.

Mi ha lasciata lì.

A morire.

E io, mentre cadevo, ho pensato solo a Filippo.

A lui che stava dormendo.

A lui che si sarebbe svegliato e non avrebbe trovato più la mamma.

A mio fratello Damiano. A mia madre, a mio padre.

Ho sperato che qualcuno lo trovasse e lo salvasse.

Che qualcuno gli spiegasse che io ci avevo provato. Che ero pronta a cambiare tutto, ma che non mi è stato permesso.

Perché quando una donna dice basta, spesso è troppo tardi.

Perché chi ti dice «sei mia» non sta dicendo «ti amo». Sta dicendo: «Se non sei mia, non devi esistere».

Il mio sangue era ovunque.

Ma non ho lasciato solo morte.

Ho lasciato un figlio che cresce nella verità.
Un fratello che ha trasformato il dolore in battaglia.
Una famiglia che resiste ogni giorno.
Io non sono finita quella notte.
Vivo in ogni parola che Damiano pronuncia nelle scuole, nei tribunali, nei centri antiviolenza.
Vivo nel peluche che Filippo stringeva in quel sacchetto di plastica, l'unica cosa che aveva con sé dopo che è successo tutto.
Vivo in quella rete che porta il mio nome: Tiziana Vive.
Perché ogni donna ha diritto a una seconda possibilità. Anche quando non gliela lasciano.
Se potessi dire qualcosa a chi legge queste righe, direi solo questo: non aspettate il secondo grido. Non aspettate il primo colpo.
Fidatevi della paura. La paura sa.
Io avevo paura. E avevo ragione.

Mi chiamavo Tiziana.
E oggi parlo con la voce di tutte le donne che hanno provato a salvarsi.
Anche quando il mondo le ha lasciate sole.

Il caso Tiziana Rizzi

Era la notte tra l'8 e il 9 luglio 2013. Una coppia dormiva nella casa di Landriano, in provincia di Pavia. Il loro bambino piccolo, due anni e mezzo, riposava nella stanza accanto.

Poco prima delle cinque del mattino, uno scatto di nervi aprì il varco all'irreparabile. Un litigio banale, forse un gesto mal interpretato: lui tirò il lenzuolo, lei si svegliò di colpo, lo ammonì, e in un attimo il sonno si trasformò in tragedia. Lui si alzò, andò in cucina, prese un coltello da pane, con la lama seghettata, tornò in camera e colpì. Due coltellate all'addome, poi due fendenti profondi al collo, uno dei quali recise la carotide della moglie. Lei non ebbe neanche il tempo di urlare, provò a difendersi, lo dimostrarono i segni sulle mani, ma non bastò. L'autopsia avrebbe parlato di morte per dissanguamento, immediata, inevitabile. Lui l'aveva colpita con una violenza precisa, diretta.

Dopo averla uccisa, l'uomo svegliò il figlio, lo prese in braccio, lo baciò sulla fronte come se fosse un addio. Poi uscì. Andò dai suoi genitori e disse loro solo una frase: «Ho ucciso Tiziana. Chiamate i carabinieri». Tornò nella casa dove aveva lasciato il corpo. Aspettò. Quando le forze dell'ordine arrivarono, non oppose resistenza. Venne arrestato sul posto. Durante l'interrogatorio confessò: «L'ho uccisa io». Lo disse con freddezza, senza esitazione.

Il processo

Da quel momento si aprì il processo, ma anche una ferita che attraversava una famiglia, una comunità, un Paese intero. L'uomo sostenne di aver reagito a un'aggressione. Parlò di uno schiaffo, di una lite, ma la famiglia della donna respinse con forza questa narrazione, raccontò una storia diversa, una moglie presente, innamorata, che non stava per lasciarlo. Una madre che amava profondamente il suo bambino. Nessun segnale, nessuna separazione in vista. Solo una notte di luglio che si era trasformata in un crimine.

Il coltello venne inviato ai Ris di Parma, le tracce biologiche raccolte sull'auto e in casa confermarono la versione. La difesa chiese una perizia psichiatrica. Si parlò di raptus, di instabilità emotiva, di fragilità, ma il gesto, secondo gli inquirenti, era stato troppo lucido, troppo lineare. Non c'erano elementi sufficienti a sostenere l'incapacità di intendere e volere.

Il rito abbreviato permise all'omicida di ottenere uno sconto di pena. La condanna fu a sedici anni di reclusione. Niente ergastolo, niente aggravanti, niente premeditazione riconosciuta. Alla famiglia venne riconosciuta una provvisionale: centomila euro per il figlio, trentamila euro per il fratello della vittima, altri risarcimenti per i parenti stretti.

Il progetto

Dopo la condanna, qualcosa però si è mosso, la morte di quella donna non è rimasta solo un fatto di cronaca. È nata un'iniziativa concreta, un progetto di sostegno per le donne e i bambini sopravvissuti alla violenza. Si chiama Tiziana Vive, coinvolge associazioni come Soleterre, Pangea, Amici dei Bambini, volontari, psicologi, esperti. A Landriano viene attivato uno sportello di ascolto e consulenza psicologica per chi subisce abusi tra le mura domestiche. Una rete che nasce da una ferita, una risposta che arriva dopo, ma che almeno prova ad arginare il silenzio.

Resta però il vuoto. Quello lasciato in una stanza alle cinque del mattino. Quello di un bambino troppo piccolo per capire, troppo grande per dimenticare. Un figlio cresciuto con l'eco di una carezza e di un colpo, nella stessa notte. Un figlio che non ha più potuto pronunciare quella parola, «mamma», senza ricordare il momento esatto in cui l'ha persa per sempre.

Il dolore di chi resta

La voce di Damiano Rizzi,
fratello di Tiziana

Roma, 9 luglio 2013. Ore 5 del mattino.

Il telefono suona. È mia madre.

Sono in un appartamento del quartiere Prati. La sera prima ero con colleghi e attivisti. Mi stavo preparando per un'intervista in Rai, per parlare di diritti umani, per salvare vite dall'altra parte del mondo.

Il telefono suona ancora. La suoneria è una canzone partigiana: *Guardali negli occhi*. È l'inno dei giorni in cui ho lottato per la mia seconda laurea in Psicologia.

Rispondo. E quella voce – la voce di mia madre – non la dimenticherò mai.

«Tu non ci sei. Vieni subito. Abbiamo bisogno di te.»

Ho capito.

Non so come, ma l'ho capito.

Non mi ha detto subito cosa fosse successo. Non ce n'era bisogno. È il corpo che ti parla, prima della mente. Ho rifatto la valigia, ho preso un treno, e sul vagone, mentre il paesaggio sfumava via, ho realizzato che la guerra che avevo sempre visto altrove – in Congo, in Ucraina, in India – ora era esplosa dentro casa mia.

Mia sorella Tiziana è morta. L'ha uccisa suo marito. Con un coltello.

Avevano un figlio piccolo.

Avevano un passato.

Lei aveva un futuro.

Lui ha deciso che no.

Mi sono sentito come se mi avessero strappato metà dell'identità.

Sono diventato figlio unico.

E quel pensiero – "Non ho più mia sorella" – è diventato un'ossessione, come un vetro rotto conficcato nella mente.

Quando sono arrivato, mio padre era già stato sulla scena del crimine. Aveva visto.

Io ancora no.

Ho abbracciato mia madre, sono andato in caserma, poi in obitorio.

Il medico mi chiede se «me la sento di vederla». Come potrei non farlo? È mia sorella.

La osservo. Ha i capelli strappati, il volto pieno di lividi. Ma c'è qualcosa di dolce nella sua espressione. Sembra tornata ragazzina.

Il mio amico psicologo si fa il segno della croce. Io no. Io sto in piedi e sento solo dolore.

Il giorno dopo siamo andati a scegliere la bara. Bianca.

Dovevo essere lì a casa con Tiziana. Avevamo già preso i biglietti per la mia laurea.

Il 12 luglio mi dovevo laureare in Psicologia. E lo feci. Con il cuore spaccato, ma lo feci. Per lei.

Nelle foto c'è il tassista al posto della mia famiglia. Il mondo era rovesciato.

E mentre mi applaudivano per il 110 e lode, pensavo solo al cadavere di mia sorella.

Qualche giorno dopo, ho visto mio nipote. Due anni e mezzo.

Aveva un sacchetto di plastica tra le mani: era tutto ciò che gli era rimasto. Dentro c'era un peluche. Quel peluche oggi è ancora con noi.

È il simbolo della nostra rinascita.

Io, mia moglie e mia figlia non abbiamo avuto dubbi: l'avremmo adottato.

Un'assistente sociale mi disse: «Lei si sta caricando uno zaino pieno di sassi».

Aveva ragione. Ma noi avevamo anche le spalle. E l'amore.

Dopo la morte di Tiziana, ho scoperto che chi resta non ha tutele. Lo Stato non c'è.

Ti dicono che è «un atto d'ufficio».

Il medico legale, prima ancora di spiegarmi se mia sorella avesse sofferto, mi ha chiesto i dati per la fattura.

L'avvocato dell'assassino ha provato a offrirmi soldi per non costituirmi parte civile.

Un magistrato mi ha detto: «Tanto lo sai che non sarà ergastolo».

Non è giustizia. È burocrazia. È abbandono.

Abbiamo dovuto lottare per tutto: per sapere la verità, per adottare il bambino, per avere un processo, per sopravvivere al dolore.

Ci siamo trovati nella stessa stanza dell'assassino. Senza preavviso.

Nessuno ci ha chiesto cosa sapessimo. Nessuno ci ha difesi.

Da quel vuoto è nata una rete.

Tiziana Vive.

Una farfalla inchiodata, disegnata da Vauro.

Perché mia sorella non doveva morire invano. Perché suo figlio doveva crescere sapendo che qualcuno aveva trasformato quel dolore in possibilità.

Oggi Tiziana Vive è uno sportello, una rete, una voce.

Offriamo aiuto, ascolto, protezione. Diamo un decalogo. Lo leggiamo alle scuole, ai centri famiglia, nei consultori. Lo troverete alla fine di questo volume.

Ci salva parlare. Ci salva rompere il silenzio.

Mia sorella non aveva segni di violenza evidenti. Ma aveva segnali.

Li abbiamo ignorati.

Per superficialità, per amore, per paura.

Ogni giorno, da quel 9 luglio, è una lotta.

Perché in Italia nessuno ha ancora capito chi resta.

Chi resta a svuotare casa.

Chi resta a dire a un bambino che la mamma non tornerà.

Chi resta a vegliare una bara.

Chi resta a spiegare alla società che il dolore non è un atto d'ufficio. È un campo di battaglia.

Oggi sono ancora un cooperante. Ma sono anche un padre adottivo.

Un testimone.

Un sopravvissuto.

E ho dentro una guerra.

Perché il femminicidio è guerra.

Perché la disumanizzazione della donna è la premessa dell'omicidio.

E chi non la ferma, chi minimizza, ne diventa complice.

Voglio che i miei figli leggano queste parole un giorno.

Che sappiano chi era Tiziana. Che sappiano chi è diventato suo fratello.

Non mi fermerò.

Perché chi resta è l'unico futuro possibile.

Rosalba Tedesco

Mi chiamavo Rosalba Tedesco.

Sono nata il 14 agosto del 1955 a Villa San Giovanni, ma la mia vita si è spostata presto a Messina.

Avevo la pelle chiarissima, i capelli scuri e una dolcezza che mia figlia non ha mai dimenticato.

Mi chiamava «la mia scamorza», perché ero morbida, bianca, affettuosa.

Una mamma da abbracciare.

Una mamma che amava giocare sul tappeto verde, che tagliava pezzettini di mela per farli mangiare a una bambina coi Puffi in mano.

Una mamma che giocava con le pentole, che profumava di amore.

Sognavo di laurearmi in Storia dell'arte, ero iscritta all'istituto d'arte di Messina.

Una mia compagna di classe, anni dopo, raccontò a mia figlia che ero solare, allegra, piena di vita.

Volevo studiare, lavorare, costruire un futuro.

Ma a sedici anni incontrai lui. Aveva quindici anni più di me. Mi sembrava un uomo maturo, con un lavoro fisso, una casa. Mi parlava di famiglia, e io ci ho creduto.

L'ho sposato a vent'anni, a ventuno è nato mio figlio, a ventitré mia figlia Giovanna.

Ma il mio inferno è cominciato appena firmato l'atto di matrimonio.

Mi massacrava ogni sera.

Violenza fisica, psicologica, sessuale, economica.

Ricordo le volanti dei carabinieri sotto casa, i miei fratelli che mi accompagnavano al pronto soccorso.

Lui controllava tutto.

Io provavo a liberarmi: frequentavo la scuola guida in segreto, mandavo richieste al Comune per lavorare come donna delle pulizie.

Sotto il materasso teneva un coltello. Se avessi fatto un passo sbagliato, mi avrebbe uccisa.

Mi confidavo con il sacerdote della mia parrocchia, con mio padre.

E a un certo punto, trovai la forza di dire basta.

Me ne andai.

Tornai a vivere con mia madre, nella casa in cui ero cresciuta.

Lui aveva probabilmente ricevuto un qualche ordine di non avvicinarsi, ma continuava a cercarci.

Si fermava sulle scale, portava caramelle e gomme ai bambini.

Nessuno gli tolse mai i fucili da caccia.

Nessuno capì il pericolo.

E così arrivò la notte.

Venerdì santo, 5 aprile 1985.

Suonò il campanello.

Mia madre guardò dallo spioncino: era lui. Aprì.

Non vide il fucile, nascosto in un sacco nero.

Lui sparò subito.

Mia madre crollò in un lago di sangue.

Io ero nella stanza accanto, con mia figlia.

Sentimmo lo sparo, poi lui irruppe nella stanza.

Cercai di scappare, ma inciampai.

Giovanna si alzò e mi si mise davanti, «come un'indiana», dice ancora oggi.

Ma lui la scansò.

E sparò di nuovo.

Caddi a terra, vicino al letto.

Mi restò il tempo per vederla.

Per sapere che, in qualche modo, ce l'avrebbe fatta.

Per qualche minuto lui si barricò dentro con i bambini.

Poi arrivò la polizia. Li portarono via coprendogli gli occhi.

E io rimasi lì.

Non sono riuscita a salvarmi.

Ma li ho protetti fino all'ultimo secondo.

E oggi so che mia figlia ha fatto quello che io non ho avuto il tempo di finire.

È stata adottata da due persone meravigliose che le hanno insegnato ad amare senza odiare.

Ha cambiato cognome per diventare Cardillo.

Ha cinque lauree, insegna, sorride, scrive.

È la voce che io non ho più.

Mi chiamavo Rosalba.

E anche se non ho potuto vederla crescere, oggi vivo nei suoi occhi, nella sua forza, nella sua battaglia per tutti gli orfani di femminicidio.

Io non sono morta quel giorno.

Sono rinata in lei.

Il caso Rosalba Tedesco

Era la sera del venerdì santo, tra il 5 e il 6 aprile del 1985, quando in un appartamento di Messina Vincenzo Cincotta suonò alla porta della casa in cui vivevano la sua ex moglie, i figli e la suocera.

Quest'ultima andò ad aprire, guardò dallo spioncino e lo riconobbe, non sapeva che dietro la schiena, nascosto in un sacco della spazzatura, teneva un fucile da caccia.

Appena aprì, lui sparò, la colpì a bruciapelo, lei crollò in un lago di sangue, a pochi metri. Nell'altra stanza dormiva la figlia più piccola, che aveva appena cinque anni e mezzo. Era a letto con la madre, svegliata di colpo da quel rumore.

In pochi secondi l'uomo entrò nella stanza, la donna tentò di scappare, inciampò. La bambina si alzò e si mise davanti a lei, cercando di proteggerla con il corpo, lui la scansò, puntò il fucile e sparò di nuovo, poi rimase barricato in casa con i due figli per qualche minuto.

Quando arrivò la polizia, si lasciò arrestare.

In quel momento il femminicidio non aveva ancora quel nome. Ma c'era già tutto: la violenza sistematica, le denunce rimaste inascoltate, le armi regolarmente detenute, l'assenza totale di protezione per la donna.

I segnali premonitori

Erano anni in cui nessuno parlava ancora di codice rosso, ammonimenti, centri antiviolenza, eppure la storia era già scritta. La donna, vittima di anni di maltrattamenti, era riuscita a lasciare il marito poco tempo prima. Aveva vissuto a lungo sotto il suo stesso tetto subendo violenze fisiche, sessuali, psicologiche ed economiche. I carabinieri erano intervenuti più volte. I familiari l'avevano portata in ospedale decine di volte.

Lei aveva tentato in tutti i modi di rendersi autonoma: frequentava la scuola guida in segreto, presentava richieste di assunzione al Comune come donna delle pulizie, cercava di rendersi indipendente economicamente. Ma era sempre sorvegliata, minacciata, schiacciata da un uomo che teneva un coltello sotto il materasso e controllava ogni suo spostamento.

Dopo la separazione si era rifugiata con i figli a casa della madre. Lui, nonostante le segnalazioni, non aveva ricevuto un vero divieto di avvicinamento. Le armi non gli erano state sequestrate. Continuava a presentarsi sulle scale, portava caramelle e gomme ai bambini, aveva ancora il fucile. Lo stesso con cui, quella notte, avrebbe ucciso due donne.

Il processo
Dopo l'arresto Vincenzo Cincotta fu processato per omicidio volontario. La figlia, a soli cinque anni e mezzo, venne ammessa come testimone, un fatto eccezionale per l'epoca. Raccontò tutto, diventò la voce che mancava. Il processo si concluse con la condanna, ma ci fu bisogno di un secondo procedimento per valutare l'aggravante della premeditazione.

Durante la detenzione, l'uomo continuò a minacciare la famiglia, inviando lettere e pacchi e facendo altri tentativi di contatto. La bambina venne poi affidata a una coppia che decise di adottarla e crescerla con amore. Lei, una volta adulta, ha cambiato cognome, si è laureata cinque volte, è diventata insegnante, attivista, scrittrice. Ha trasformato il dolore in battaglia civile, da allora non ha mai smesso di raccontare la storia della madre. Una storia che lo Stato non ha mai voluto davvero ascoltare.

Il dolore di chi resta

La voce di Giovanna Cardillo,
figlia di Rosalba

Avevo cinque anni e mezzo quando l'uomo che mi ha messa al mondo ha sparato a mia madre.

Non lo chiamo padre. Non l'ho mai fatto.

Quel giorno non è finita solo la sua vita. È finita anche la mia infanzia.

Mi chiamavo Giovanna Cincotta, poi sono rinata Giovanna Cardillo.

Sono un'orfana di femminicidio.

E ogni anno, quando si avvicina la Pasqua, il mio corpo se lo ricorda. Senza bisogno di parole. Senza bisogno di calendario.

Era il venerdì santo del 1985.

Ricordo la luce, le voci, i vicini che arrivavano. Ricordo che qualcuno mi mise le mani sugli occhi.

Mia madre cadde vicino al letto. E io capii.

La mamma era morta.

Lo dissi piangendo a mio zio, qualche ora dopo. «La mamma è morta. Non c'è più. La mamma è morta.»

Avevo solo quelle parole. Un mantra che mi avrebbe accompagnato per sempre.

Non so come trovai la forza, ma a cinque anni e mezzo entrai in un'aula di tribunale per testimoniare.

In Italia, di solito, lo si fa dai dodici anni in su, ma io, a cinque, ero già dentro un dolore che nessun bambino dovrebbe mai conoscere.

Dopo la tragedia fui affidata per un breve periodo a una zia, ma poi il destino mi fece incontrare due persone straordinarie. Una coppia che mi vide entrare in una stanza con gli assistenti sociali.

Io ero in braccio alla zia paterna, non sapevo chi fossero. Eppure scesi dalle sue ginocchia, corsi verso di loro, li abbracciai.

Da quel momento diventammo una famiglia.

Loro mi salvarono. Mi fecero rinascere.

Li ho chiamati mamma e papà. Senza esitazione. Mia madre adottiva era una professoressa di matematica e fisica. Mio padre un pediatra.

Mi amarono più di quanto io credessi possibile.

Mio padre era tutto: mi accompagnava a scuola, a danza, mi consigliava i vestiti, mi stava accanto in ogni passo.

Mi insegnò la cosa più difficile di tutte: non odiare.

Mi diceva: «L'odio è un sentimento, ed è l'opposto dell'amore. Tua madre non torna. E tu devi vivere».

E così ho fatto.

Ho studiato. Mi sono laureata cinque volte.

Ho insegnato.

Ho scritto un libro: *Due vite in una.*

Ho fatto volontariato nei reparti di oncologia pediatrica, perché mio padre mi diceva: «Loro non hanno una soluzione. Tu sì».

Quando lui si ammalò di cancro, rinunciai al posto di ruolo come insegnante per accudirlo. Poi si ammalò anche mia madre, di Alzheimer.

Feci turni, corse, sacrifici.

Ma non ho mai rimpianto nulla.

Perché l'amore non si misura col sangue.

Si misura con la scelta.

Quando decisi di cambiare cognome e diventare Cardillo, fu per gratitudine.

Volevo onorarli.

Ero figlia due volte ma, soprattutto, ero figlia lì dove ero stata scelta.

Il mio genitore biologico è morto di recente.

L'unico contatto che ebbi con lui fu anni fa, tramite avvocato. Gli chiesi, senza pretendere nulla, di donare un immobile per creare una fondazione a nome di mia madre.

Mi rispose che lo avrebbe fatto solo se lo avessi accudito nella vecchiaia.

Io non sono ricattabile.

Scoprii poi che, dopo quella richiesta, distrusse lo studio del suo stesso avvocato.

Era rimasto quello di sempre: violento, senza consapevolezza.

Oggi sono una donna, una madre, un'insegnante.

E so quanto il sistema sia ancora indietro.

La legge per gli orfani di femminicidio è arrivata nel 2018. È stata attuata nel 2020.

Ma è debole, insufficiente, piena di cavilli.

Dà un sussidio solo ai minori. Se hai diciotto anni, anche senza un lavoro, per lo Stato non esisti più.

Ci sono promesse di borse di studio, agevolazioni per l'assunzione, ma per averle devi attendere la sentenza definitiva. Intanto vivi nel vuoto.

Non esiste un albo nazionale degli orfani di femminicidio. Non c'è un fondo immediato, nessun automatismo. Nessun riconoscimento concreto, come invece avviene per gli orfani di mafia o di guerra.

Quando compilavo le domande per entrare a scuola, nelle caselle «figlio di vittima» non c'era la mia voce. Solo zeri.

Siamo invisibili.

Eppure siamo tanti.

Siamo figli a cui è stato negato il futuro.

E nessuno prepara davvero gli uomini al cambiamento. I corsi per «riconoscere la violenza» li fanno alle donne. Ma agli uomini? Ai violenti? A chi è stato ammonito?

Perché nessuno li obbliga a un percorso, a un monitoraggio, a una trasformazione vera?

Perché dopo una denuncia, un ammonimento, lo Stato li lascia uscire per andare dritti a uccidere?

Io non voglio pietà.

Non voglio un «poverina».

Non voglio essere compatita.

Voglio che la mia storia serva.

Che diventi una legge più giusta.

Che diventi voce per chi oggi è ancora nel silenzio.

Io sono la figlia di Rosalba.

E continuerò a lottare affinché il dolore di chi resta venga riconosciuto, tutelato, rispettato.

Perché si può rinascere.

Ma nessuno deve più essere costretto a farlo nel sangue.

Chiara Gualzetti

Mi chiamavo Chiara Gualzetti.

E non mi sentivo mai abbastanza.

Abbastanza bella, abbastanza carina, abbastanza giusta.

Mamma diceva che è l'adolescenza, che è un'età strana, che passa. Ma a me sembrava che non passasse mai.

Guardavo il mio riflesso e vedevo solo difetti: il naso storto, la macchinetta ai denti, quelli davanti gialli, il seno piccolo, le ginocchia che non mi piacevano. Mamma diceva che ero bellissima, ma io non ci credevo.

Nessuno poteva sapere come mi sentivo dentro.

A volte mi sembrava di essere un disastro ambulante.

Sognavo di piacere a qualcuno, di avere un ragazzo che mi volesse bene e mi dicesse che ero carina, che gli piacevo così. Invece niente. Nessuno voleva mettersi con me. E allora mi prendeva male, piangevo, mi chiudevo, disegnavo.

Tanto nessuno mi capiva.

Eppure io sognavo tanto.

Avevo fatto due anni all'alberghiero, tra dad, casini, alti e bassi, ma alla fine mi ero divertita. Avevo preso dieci in accoglienza e avevo pianto di felicità.

A Natale avevamo regalato a papà l'arco e le frecce medievali, e anche Kikko, mio padre lo chiamavo affettuosamente con questo nomignolo, faceva le gare con me. Dicevano che ero brava.

Avevo quaderni pieni di disegni, alcuni felici, altri tristi. Come me.

Poi è arrivato lui, Andrea, e il mio cuore ha iniziato a battere in maniera diversa, pensavo fosse così anche per lui.

Come mi sbagliavo.

Il giorno prima sembrava tranquillo, aveva chiesto di vederci. Diceva che aveva un regalo per me. Avevo i battiti accelerati, perché quando eravamo soli lui sapeva essere carino, gentile. Mi cercava, mi voleva intorno, e io lì, tutta contenta, sperando che quel qualcosa diventasse tutto.

Non lo sapevo.

Non sapevo che quel regalo era la morte.

Ci siamo incontrati a Monteveglio, vicino a casa. Lì, nell'oasi verde, dove andavo a passeggiare, a respirare. Lì mi ha colpita. Prima col coltello, poi a calci, a pugni. Perché, ha detto, io «non volevo morire».

E aveva ragione.

Non volevo.

Ho lottato, ho urlato.

Ma la furia aveva proprio il suo volto. Non ha avuto pietà. E non si è fermato.

Aveva sedici anni.

Un anno più di me.

Un coetaneo, un amico, un'illusione.

Gli avevo creduto.

Mi ero fidata.

E lui aveva già deciso.

Tre giorni prima aveva scritto a un'amica: «Dovrò far fuori una ragazza».

Il giorno prima aveva mandato tre emoji: un coltello, una donna, una goccia di sangue.

Era tutto premeditato. Programmato.

E io non avevo capito nulla.

Aveva cancellato le nostre chat, le foto, aveva distrutto il telefono, ma tenuto la cover, perché, disse, gli serviva per la collezione.

Più tardi, in carcere, ha fatto un video con le dita in segno di vittoria e la scritta «killer» in primo piano.

Ha simulato un altro omicidio con il ketchup.

Rideva.

Rideva.

Diceva che sentiva le voci. Che un demone gli aveva detto di farlo. Ma non c'era traccia di pentimento.

Non un pensiero per me. Non un «mi dispiace» per mamma, papà. Solo frasi spregevoli. Solo scuse per sé.

Io invece avrei voluto vivere.

L'anno dopo sarei andata in terza a Casalecchio. Nessuno dei miei compagni aveva scelto accoglienza, ma io non vedevo l'ora. Sarei andata con la professoressa Stagliano, e sarebbe stata un'avventura.

Avevo scelto di avere la gonna per la divisa, era più comoda.

Dovevo comprare il diario, le penne, i pennarelli. Mi piaceva un botto disegnare.

Sognavo Napoli, i miei cugini, la parlata, la pizza.

Sognavo un motorino, e papà che alla fine avrebbe detto sì.

Sognavo di diventare grande.

Poi è arrivato lui.

E il silenzio.

Il mio corpo è stato ritrovato il giorno dopo.

In mezzo al verde, a pochi passi da casa, nel posto dove doveva esserci solo pace.

Avevo ancora i sogni addosso.

Ma non potevo più raccontarli.

Poi ho saputo.

Ho saputo che, quando ha confessato, lui ha detto: «Non pensavo che un corpo umano fosse così resistente».

Lo ha detto davvero.

Come se avesse guardato ogni mio respiro mentre rantolavo.

Come se la cosa peggiore non fosse stata uccidermi, ma guardarmi mentre morivo lentamente, colpita, massacrata, finché non ce l'ho fatta più.

Ecco, io non ce l'ho fatta più.

Ma papà sì.

Papà ha continuato.

Ha trasformato la mia voce in un'eco che non smette mai. Ha creato una pagina, Giustizia per Chiara. Una piattaforma, Certezza della pena. Ha raccolto la mia storia e quella di tante altre ragazze. Ha portato ovunque il mio nome, anche a Padova, ai funerali di Giulia Cecchettin.

Ha portato la mia voce dove la mia voce non poteva più arrivare.

Poi la mamma se n'è andata. Colpita dal male che non perdona. Si erano sposati un mese prima. E io li guardavo da lassù.

Adesso papà è rimasto solo.

Ma non si arrende.

A Monteveglio oggi c'è una sede che porta il mio nome, mi hanno dedicato una panchina rossa, un'aula, una borsa di studio. Hanno inaugurato un centro culturale per i giovani, il giorno in cui sarei diventata maggiorenne.

E c'è anche un arco, il mio: L'arco di Chiara.

Io, che sognavo di vincere le gare.

Io, che non volevo morire.

Io, che volevo solo essere amata.

E allora vi chiedo una cosa.

Non fidatevi a occhi chiusi.

Non pensate che l'amore sia accettare tutto.

Non credete a chi vi fa sentire speciali solo quando nessuno guarda.

A volte le persone che ci piacciono di più, che ci fanno battere il cuore, sono quelle che finiscono per farcelo a pezzi.

E non sempre si sopravvive.
State attente.
Ascoltate l'istinto.
Fatevi le domande giuste.
E soprattutto: pretendete rispetto. Sempre.

Io mi chiamavo Chiara Gualzetti.
E oggi, la mia voce è la vostra.

Il caso Chiara Gualzetti

Chiara Gualzetti aveva appena quindici anni quando fu uccisa brutalmente da un coetaneo il 27 giugno 2021, a pochi passi da casa, nel parco dell'abbazia di Monteveglio, in provincia di Bologna. Il suo corpo fu ritrovato il giorno successivo, nascosto tra i cespugli, con segni evidenti di coltellate, calci e pugni. L'assassino venne subito individuato e confessò l'omicidio. Oggi quella condanna è definitiva: la Cassazione non è stata impugnata e la pena di sedici anni e quattro mesi è diventata irrevocabile.

La scomparsa

La mattina di domenica 27 giugno 2021 Chiara uscì di casa per una passeggiata. Disse ai genitori che avrebbe incontrato un amico. Si trattava di un ragazzo che conoscevano bene, che aveva anche lavorato con il padre durante uno stage. Nulla lasciava presagire il dramma.

Intorno alle 11 il cellulare di Chiara si spense, da quel momento in poi la famiglia iniziò a preoccuparsi. Le ore passarono senza notizie, i genitori si rivolsero ai carabinieri per denunciare la scomparsa e partirono le ricerche.

Il ritrovamento del corpo

Il 28 giugno, dopo circa ventiquattro ore, la protezione civile iniziò a battere la zona verde nei pressi dell'abbazia di Monteveglio. Dopo pochi minuti, Chiara venne ritrovata senza vita. Il cadavere era seminascosto nella vegetazione, presentava ferite da arma da taglio e numerosi segni di percosse. Le indagini si concentrarono immediatamente sull'ultimo ragazzo che l'aveva vista, un sedicenne con cui Chiara aveva un legame affettivo. Dopo un interrogatorio, il giovane confessò.

La confessione e le prime perizie

Il ragazzo raccontò ai carabinieri di aver agito su ordine di un presunto «demone» che gli parlava. Disse di aver premeditato l'incontro, attirando Chiara con la scusa di un regalo. Dopo averla portata nella zona collinare del parco, l'aveva colpita più volte con un coltello e poi aveva infierito con calci e pugni, lasciandola agonizzante.

Chiara aveva lottato per sopravvivere, ma alla fine era morta dissanguata. Il killer era rimasto a guardarla mentre moriva.

Lo confermò lui stesso durante gli interrogatori, con una frase che avrebbe lasciato sgomenti magistrati, inquirenti e famiglia: «Non pensavo che un corpo umano fosse così resistente».

La scena, il racconto e il comportamento del giovane rivelarono una violenza agghiacciante e lucida. Una perizia psichiatrica disposta in primo grado avrebbe confermato la piena capacità di intendere e di volere. Il profilo tracciato dai periti è inquietante: una personalità disturbata, con tratti narcisistici e potenzialmente pericolosi, ma del tutto cosciente delle proprie azioni.

La premeditazione

Già tre giorni prima dell'omicidio, il ragazzo aveva scritto a un'amica: «Dovrò far fuori una ragazza».

Il giorno precedente aveva inviato tre emoticon: un coltello, una donna, una goccia di sangue. Dopo il delitto cancellò le chat con Chiara, distrusse il telefono, e conservò la cover come trofeo.

Successivamente, in carcere, finse di aver ucciso il suo compagno di cella usando del ketchup come sangue e pubblicò un video con la scritta «killer» in primo piano, mostrando le dita in segno di vittoria.

Mai un segno di pentimento. Mai un «mi dispiace».

Il processo

Il processo si svolse con rito abbreviato. Il gup del Tribunale per i minorenni di Bologna, nel luglio 2022, condannò l'imputato a sedici anni e quattro mesi di reclusione, riconoscendo le aggravanti di premeditazione, futili motivi e minore età della vittima, oltre al porto abusivo di coltello.

La sentenza fu confermata in appello il 20 marzo 2023; non venne impugnata, rendendo in Cassazione la condanna definitiva nel 2024.

Nelle motivazioni, la Corte d'Appello sottolineò la totale mancanza di pentimento da parte del ragazzo, che non è mai riuscito ad attribuirsi la piena responsabilità dell'omicidio, continuando ad appellarsi al «demone» che, a suo dire, gli avrebbe detto cosa fare. «Non ha mai mostrato rimorso né per la vittima né per la famiglia» scrissero i giudici.

Sul verdetto

È una giustizia che lascia ferite aperte.

Il caso di Chiara ha riavviato il dibattito sul trattamento penale dei minorenni in casi di omicidio efferato. La legge italiana prevede per i minori una riduzione automatica di un terzo della pena, indipendentemente dalla gravità del reato.

Per Vincenzo Gualzetti, padre della vittima, questo significa solo una cosa: «Noi abbiamo ricevuto una condanna a vita. Ma lui, forse, tra qualche anno sarà di nuovo libero».

Da allora Vincenzo ha avviato una battaglia pubblica per ottenere la riforma dell'obbligatorietà dell'attenuante della minore età.

Ha fondato la piattaforma www.certezzadellapena.it, raccogliendo testimonianze di altre famiglie colpite da omicidi simili e offrendo uno spazio di ascolto per le donne vittime di violenza.

Chiara Gualzetti oggi vive nei progetti, nelle aule e nelle panchine che portano il suo nome ma, soprattutto, vive nella voce di suo padre.

Perché la giustizia penale si è chiusa.

Ma il dolore di chi resta, no.

Il dolore di chi resta

La voce di Vincenzo Gualzetti,
papà di Chiara

Immaginate che vostra fìglia di quindici anni vi saluti dal portone, con il sorriso di chi ha un appuntamento con un amico. Un ragazzo di sedici anni che conoscete bene. Ha fatto uno stage con voi, conoscete anche sua madre: avete frequentato insieme lo stesso corso di tiro con l'arco. È uno di famiglia, insomma, una di quelle persone che non mettereste mai in discussione.

Ora chiudete gli occhi e immaginate che l'incubo più grande si materializzi: vostra figlia da quella passeggiata non farà mai ritorno. Non perché si è persa, non perché ha deciso di allontanarsi, ma perché quel ragazzo, quello che si professava suo amico, ha deciso scientemente che quello sarebbe stato l'ultimo giorno della sua vita.

E l'ha uccisa.

Quello che vi sto raccontando non è un romanzo dell'orrore. È la vita, o meglio, la morte, di mia figlia Chiara Gualzetti, uccisa brutalmente il 27 giugno 2021 a Monteveglio. Lei aveva quindici anni, lui sedici. E adesso, per quella morte, lui è in carcere, ma potrebbe uscire presto. Perché all'epoca dei fatti era minorenne, dunque la legge glielo permette. Anche se non si è mai pentito, non ha mai chiesto scusa, e non ha mai mostrato empatia. Anzi. Gli psichiatri lo hanno definito un potenziale serial killer, eppure, tra qualche anno potrebbe tornare libero.

E io no. Io non sarò mai più libero.

La mattina del 27 giugno ero al lavoro. Era domenica, ma io lavoravo in un allevamento di galline. In quel capannone c'erano sedicimila animali, il rumore era assordante, e il mio cellulare continuava a squillare senza che io riuscissi a sentirlo.

Mia moglie mi aveva chiamato sedici volte. Mi stava cercando per dirmi che Chiara non era rientrata.

Quando sono tornato a casa, ho capito subito che qualcosa non andava. Ho chiamato un amico che lavora nell'Arma dei carabinieri. Mi ha detto: «Vai subito in caserma». Ho sporto denuncia di scomparsa. Da lì è iniziato il mio incubo.

Ho cercato mia figlia ovunque, tutto il pomeriggio, tutta la notte. Alle sei del mattino del lunedì sono tornato a casa per controllare le telecamere. Niente. Non si vedeva nulla. Appena mezz'ora dopo ero di nuovo fuori, a cercarla nel bosco.

Sono rientrato verso le 12.30. Alle 15.30 sono partite le ricerche ufficiali con la protezione civile.

Dopo neanche dieci minuti, mia figlia è stata trovata.

Era morta.

Lui l'aveva lasciata su una collinetta. Lì, dove andava sempre a passeggiare.

Non era stata una semplice scomparsa.

Io e Chiara avevamo un rapporto meraviglioso. Le dicevo sempre: «Puoi fare quello che vuoi, ma dimmi con chi sei, dove sei, e non spegnere mai il cellulare».

Quella domenica, il suo telefono era spento dalle 11.

Lì abbiamo capito.

Lì ho sentito che qualcosa di orribile era successo.

Andrea I., il ragazzo che l'ha uccisa, aveva lavorato con me. Era venuto a casa nostra, aveva conosciuto mia moglie, mangiato con noi. Era parte del nostro mondo. Nessuno avrebbe mai potuto pensare che fosse pericoloso. Non ne aveva mai dato alcun segno.

Quando i carabinieri sono andati a prenderlo, la madre di un'altra sua amica ha detto: «State sbagliando persona. Non può essere lui».

E invece sì.

Ha confessato.

Il problema è la legge.

Oggi, in Italia, un minorenne riceve automaticamente un terzo di sconto di pena, qualunque sia il reato commesso. Anche se è un omicidio premeditato, crudele, come quello di mia figlia.

Noi stiamo lottando per togliere l'obbligatorietà dell'attenuante della minore età.

Non vogliamo vendetta.

Vogliamo giustizia.

Se un giudice condanna qualcuno a dieci anni, quella persona i dieci anni li deve scontare tutti. Se lo Stato crede nel recupero, ha dieci anni di tempo per farlo, ma in carcere: non fuori, con permessi premio. La certezza della pena è un diritto delle vittime. E anche dei genitori.

Durante gli interrogatori, lui ha detto tante cose. Ma una frase mi rimane inchiodata nella testa, giorno e notte: «Non ricordo quanto sia durato. Ricordo però che non voleva morire. Non pensavo che un corpo umano fosse così resistente».

Questa è la frase di un mostro. Di uno che voleva solo vedere cosa si prova a uccidere.

Gli psichiatri lo hanno confermato: profilo da serial killer.

Credo che abbia voluto iniziare da mia figlia, come se fosse un esperimento.

Quella frase mi perseguita. È veleno puro.

Oggi i ragazzi vivono nei social, non nella realtà. E i social non insegnano l'empatia. La tolgono.

C'è una responsabilità diffusa, che parte dalla scuola, dalla famiglia, dalla rete.

I giovani si scrivono, ma non si parlano. Si leggono,

ma non si guardano. Vivono in un mondo virtuale dove la vita reale vale meno di una reaction.

In Italia, l'ergastolo è riservato solo alle famiglie delle vittime.

Perché il condannato, prima o poi, esce. Ma noi no. Noi restiamo dentro il nostro dolore.

Per sempre.

Chi perde un figlio non ha una pena con scadenza.

Ha un vuoto. Un ergastolo emotivo.

E intanto, l'attenzione va tutta al recupero del colpevole.

Ma Chiara, Chiara non la recupera più nessuno.

Mi chiedono spesso dove trovo la forza.

La trovo in lei.

Nel bisogno di darle giustizia.

Chiara è morta senza motivo. Ma la sua morte potrà avere un senso quando un giudice manderà un minore colpevole di omicidio all'ergastolo. Un ergastolo vero.

Chi toglie la vita a un altro con lucidità, con premeditazione, deve sapere che pagherà.

Perché la vita è sacra.

E non si può spezzarla così, e poi dire «ho sbagliato».

Non è un vetro che si può sostituire.

Non si aggiusta.

Chiara non torna.

Per questo ho creato la piattaforma www.certezzadellapena.it.

Un luogo dove si raccontano le ingiustizie, dove le donne che subiscono violenza possono chiedere aiuto. Dove le famiglie distrutte possono trovare voce.

Una voce per Chiara.

E per tutte le figlie che non torneranno mai più.

Carol Maltesi

Mi chiamavo Carol Maltesi.

Sono stata uccisa per un costante filo rosso, quasi un denominatore comune di delitti omologhi e della stessa indole: perché non ero un uomo, ma una donna.

Mi chiamavo Carol Maltesi.

Ma il mondo, per settimane, mi ha chiamata «la pornostar uccisa e fatta a pezzi».

Mi ha chiamata col mio nome d'arte, Charlotte Angie.

Mi ha identificata solo attraverso un profilo OnlyFans.

Ma io non ero solo quello.

Io non ero Charlotte Angie.

Io ero Carol.

Ero una figlia.

Ero una madre.

Ero una donna.

Una donna che voleva essere libera.

Una madre che voleva crescere suo figlio da vicino.
E sono stata punita per questo.

Sono nata sulle rive del Lago Maggiore. Mi sono sempre sentita libera, curiosa, pronta al futuro.

Ho studiato moda, ho lavorato come commessa a Milano e ho imparato il valore delle piccole indipendenze: un affitto, una carriera, un figlio da crescere.

Mio figlio era la cosa più importante della mia vita. Volevo stare vicino a lui, trasferirmi per portarlo all'asilo, per vederlo crescere ogni giorno.

È stato quel desiderio, quel bisogno di essere madre e al contempo donna indipendente, a dare senso alla mia lotta quotidiana.

Per pagarmi l'affitto e costruire un futuro, mi sono avvicinata al mondo di OnlyFans. Qui mi chiamavo Charlotte Angie, un nome d'arte. Mi permetteva di separare la sfera intima dal mio essere mamma.

Era il mio lavoro, la mia scelta, senza vergogna né compromessi.

Amavo fotografarmi, dialogare con chi mi seguiva, ma la mia vita era fatta di affetti veri: mio figlio, la mia famiglia, i miei sogni.

Poi ho incontrato lui: Davide Fontana, quarantacinque anni, bancario.

Abbiamo avuto una storia, che poi ho deciso di chiudere.

Ma lui non lo ha mai davvero accettato.

Mi ha adescata con un profilo falso su OnlyFans, fingendosi un cliente interessato a una scena estrema, bondage.

Non ero io a volerlo fare, quel video.

E non sapevo fosse lui che l'aveva commissionato.

Ma è stato proprio quel finto video l'occasione perfetta che aveva scelto per uccidermi.

Mi ha fatto credere che stesse solo cercando di aiutarmi, che fosse ancora mio amico, così si è offerto di girarlo a casa sua, come aveva già fatto altre volte.

E invece aveva già deciso tutto: mi voleva completamente inerme, così da non potermi difendere.

Ho accettato, non presagendo nulla del male che sarebbe venuto.

Ma in un freddo giorno di gennaio la mia vita è cambiata.

Durante le riprese sono stata legata a un palo, imbavagliata. Poi lui ha iniziato a colpirmi con un martello, tredici colpi alla testa, poi un fendente alla gola.

Nessun errore: i giudici hanno riconosciuto premeditazione, crudeltà e un chiaro intento vendicativo, perché mi volevo trasferire per stare vicino al mio bambino. Era una punizione.

Non sono stata uccisa in un raptus. È stato un gesto organizzato, calcolato:

ha comprato un congelatore su Amazon,

ha nascosto il mio corpo in diciotto parti, in sacchi,

ha tentato di bruciarli,

mi ha poi lanciata da una scarpata a Paline di Borno, fra boschi e silenzio.

Per due mesi, lui ha usato il mio telefono come se fossi viva, rispondendo a parenti e amici.

Al padre di mio figlio ha detto che ero lontana per lavoro, non potevo parlare, solo scrivere.

E così, in quei due mesi, quasi nessuno mi ha cercata davvero.

Il 21 marzo 2022, è arrivato quel messaggio: qualcuno aveva trovato una mano recisa, in un sacco.

Era la mia mano con lo smalto, fresca, giovane.

Ed è stato allora che mi hanno identificata: Carol Maltesi.

Finalmente, il mio corpo aveva un nome.

Finalmente, qualcuno poteva piangermi.

Io volevo essere vicina a mio figlio. Perché volevo prendere in mano la mia vita.

Qualcuno, invece di vedere questo, ha scelto di punirmi, di distruggermi nella brutalità di un omicidio pianificato.

Ora, attraverso queste parole, mi rivesto di dignità. Voglio che si sappia: io ero Carol. Con un figlio che aspettava la sua mamma. Con un futuro che meritava di essere vissuto.

Racconto la mia storia perché non venga usata come macabro spettacolo, ma come un monito.

Perché altri scelgano la libertà e combattano per lei.

Perché le donne non siano più uccise per voler essere libere.

La Corte d'Appello lo ha condannato all'ergastolo.

Ha detto che sono stata uccisa perché cercavo la mia indipendenza.
Un «osceno contrappasso simbolico».
Una punizione.
Perché volevo vivere da donna che bastava a se stessa.
Perché non volevo essere sua.
Non sono morta per ciò che facevo.
Non sono morta perché giravo video.
Non sono morta per amore.
Sono morta perché ero libera.
E a qualcuno la libertà di una donna
fa più paura di un'arma.

Mi chiamavo Carol Maltesi.
E questa è la mia storia.
Non lasciate che venga dimenticata.
E tu, che mi leggi, diventa la voce che mi restituirà bellezza, verità e memoria.
Mai più.

Il caso Carol Maltesi

Carol Maltesi aveva ventisei anni. Era madre di un bambino piccolo, lavorava come commessa e, per sostenersi economicamente, aveva aperto un profilo su OnlyFans con il nome d'arte Charlotte Angie. Viveva a Rescaldina, in provincia di Milano, e stava progettando un trasferimento nel Veronese per avvicinarsi al figlio, che viveva con il padre. Quel desiderio di indipendenza e di maternità attiva fu, secondo i giudici, uno dei moventi dell'omicidio.

A ucciderla fu Davide Fontana, quarantacinque anni, bancario, vicino di casa ed ex frequentazione.

L'uomo, ossessionato da Carol, aveva accettato la fine del rapporto solo in apparenza. In realtà, covava un rancore silenzioso. Una rabbia crescente alimentata dalla decisione della ragazza di allontanarsi e ricominciare altrove, da sola.

Il piano

L'omicidio fu premeditato. Emerse infatti chiaramente dal procedimento che Davide Fontana non aveva semplicemente suggerito un video: lo aveva commissionato tramite un profilo fake su OnlyFans, con l'intenzione di immortalare Carol in una situazione di estrema passività. Le motivazioni della Corte d'Appello parlarono esplicitamente di una trama premeditata: «L'uomo ha orchestrato un "set bondage violento" come ultima, simbolica punizione per la vittima, preordinando la sua eliminazione nel momento stesso in cui ha percepito che la sua libertà non poteva più essere controllata».

L'omicidio

La mattina del 10 o 11 gennaio 2022, Fontana si recò da Carol con il pretesto di girare il video per OnlyFans. L'idea era quella di una scena bondage; lei fu legata a un palo da lap dance. A quel punto, l'uomo le coprì il viso e iniziò a colpirla ripetutamente con un martello: tredici colpi alla testa, seguiti da un fendente alla gola.

Una volta uccisa, il killer avviò una lunga e macabra operazione di occultamento: fece a pezzi il corpo, lo sezionò in diciotto parti, lo conservò in un congelatore acquistato appositamente online. In un secondo momento, tentò di bruciarlo per cancellare le prove, ma fallì.

Allora mise i resti in quattro sacchi neri dell'immondizia e li caricò in auto.

Il 20 gennaio 2022 partì da Rescaldina e percorse oltre centoventi chilometri fino a Paline di Borno, in provincia di Brescia. Lì, in una zona di montagna isolata, gettò i sacchi in fondo a una scarpata, tra la neve e i boschi.

Ma non bastò. Fontana continuò per settimane a impersonare Carol, usando il suo telefono per rispondere ai messaggi degli amici e del padre di suo figlio. Disse che era in viaggio, che era impegnata per lavoro, che non poteva parlare.

Nessuno, per due mesi, si insospettì davvero. Nessuno denunciò la scomparsa.

Il ritrovamento

Il 20 marzo 2022 un passante notò dei sacchi in fondo alla scarpata e, per curiosità, vi si calò. Ne aprì uno: dentro c'era una mano recisa, curata, con lo smalto.

Scattarono i rilievi. Sul posto arrivò il luogotenente

Andrea Giannangeli, che sarebbe stato il primo a scendere e documentare la scena.

L'orrore si rivelò totale: quattro sacchi contenenti un corpo fatto a pezzi, gettato come spazzatura nella natura.

Il volto era devastato. Molti tatuaggi risultavano asportati chirurgicamente per impedire l'identificazione.

Solo grazie alla mappatura dei tatuaggi rimasti, al lavoro della medicina legale, al test del dna e alla collaborazione di un giornalista, si arrivò a un'identità.

Il nome è Carol Maltesi.

Fino a quel momento, era solo «la sconosciuta smembrata».

Ora è una madre. Una donna. Una persona.

Le indagini

Dopo aver identificato Carol, gli inquirenti risalirono rapidamente a Davide Fontana. L'uomo venne convocato a Brescia con un pretesto, durante il tragitto apparve nervoso, agitato. Una volta arrivato, crollò e confessò.

Disse di aver fatto «una cazzata», parlò con leggerezza disarmante. Non mostrò segni di rimorso.

Raccontò tutto con precisione, quasi con distacco.

Venne arrestato e rinchiuso in custodia cautelare.

Durante le perquisizioni, furono trovate le prove dell'acquisto del congelatore e delle ricerche effettuate online: istruzioni per la combustione dei resti, metodi per disintegrare un cadavere.

La premeditazione era evidente. Il disprezzo, palese.

Il processo

Nel processo di primo grado, Fontana venne condannato a trent'anni di carcere, con esclusione delle aggravanti della premeditazione e della crudeltà.

Una sentenza che suscitò polemiche, soprattutto per alcune motivazioni che sembravano minimizzare la portata simbolica del gesto.

Ma in appello, il 21 febbraio 2024, la Corte d'Assise ribaltò la decisione: Davide Fontana fu condannato all'ergastolo, con il riconoscimento di tutte le aggravanti.

Nelle motivazioni, i giudici scrissero parole durissime e definitive: «Carol Maltesi è stata uccisa perché donna, per un costante filo rosso, quasi un denominatore comune di delitti omologhi e della stessa indole; [...] una punizione vendicativa per aver cercato la propria indipendenza economica e personale; [...] un'ultima, oscena messa in scena simbolica, una vendetta per aver scelto di vivere fuori dal controllo dell'uomo».

Il delitto venne definito una barbarie, condotta con lucida volontà di annientamento.

La memoria

Dopo il riconoscimento giuridico, resta la battaglia culturale.

Carol Maltesi, nei primi giorni dopo la notizia, è stata trattata dai media come una pornostar.

Ridotta a un'etichetta, semplificata, derubata della sua complessità.

Ma Carol non era solo un profilo online.

Era una madre. Era una ragazza che cercava di costruire il suo futuro. Una donna che voleva fare scelte da sola.

E che per questo è stata punita.

A due anni dall'omicidio, il nome di Carol non è più solo cronaca. È simbolo di una violenza che non riguarda solo la morte, ma anche la narrazione.

Una violenza che continua anche dopo la fine, se non sappiamo restituire alle vittime la loro verità, la loro umanità, la loro storia.

Il dolore di chi resta

La voce di Andrea Giannangeli,
il primo a scendere nella scarpata

All'epoca dei fatti Andrea Giannangeli era in servizio presso il nucleo operativo della compagnia carabinieri di Breno (in provincia di Brescia) con il grado di luogotenente, carica speciale.

Era il primo pomeriggio del 21 marzo 2022. Ero in ufficio con un collega, stavamo lavorando a un altro caso di omicidio, quando il capitano entrò all'improvviso, parlando concitatamente al telefono.

Nel mezzo della conversazione si girò verso di me e disse: «È stato trovato un corpo tagliato a pezzi nella zona di Borno».

La frase mi entrò nello stomaco.

Un altro collega preparò l'auto e l'attrezzatura.

Conoscevo bene quel posto, avevo comandato la stazione carabinieri di lì per tredici anni.

La notizia si precisò strada facendo: una donna smembrata, chiusa in sacchi, abbandonata in una scarpata a Paline.

Un uomo, passando, aveva visto dei sacchi buttati nel bosco. Era sceso, spinto dalla curiosità, e ne aveva aperto uno. Dentro c'erano resti umani. Una mano.

Quando arrivai, la pattuglia parlava con lui. Mi feci spiegare tutto, poi presi la macchina fotografica e iniziai a calarmi lungo il pendio.

C'erano diversi sacchi neri, sparsi in pochi metri. Aprii quello già toccato e la vidi: una mano recisa, con lo smalto alle unghie. Una mano giovane, curata. Una mano che, fino a poco tempo prima, accarezzava, stringeva, viveva.

Scattai foto in silenzio, aspettando il magistrato e il medico legale.

Quel luogo, che avevo sempre amato, quella strada di montagna immersa nei boschi che porta a Borno, quel balcone naturale sulle Prealpi che per anni mi aveva fatto sognare, quel giorno aveva perso ogni poesia.

Non riuscivo a vedere nulla, sentivo solo freddo. Solo morte.

Mi chiedevo chi fosse quella ragazza. Come fosse finita lì. Che cosa l'avesse portata a una fine così.

Quando arrivarono la Scientifica e i vigili del fuoco, iniziammo a recuperare i sacchi. I curiosi, accorsi sul posto, si zittirono all'improvviso.

Nessuno parlava.

Solo il fiato bianco nell'aria gelida della sera.

Eravamo dentro un lutto collettivo, senza sapere ancora per chi stavamo soffrendo.

Il corpo fu trasferito al dipartimento di Medicina legale di Brescia.

Rientrammo in ufficio, cominciammo a pianificare l'indagine.

Ma non avevamo un volto, né un nome. Qualcuno aveva volutamente cancellato ogni traccia.

Dovevamo restituirle identità, dignità, un posto nel mondo.

Perché finché non sai chi stai cercando, non puoi piangere. E se nessuno piange per te, è come se non fossi mai esistito.

La mattina dopo ero all'obitorio.

Sul tavolo, diciotto pezzi.

Il corpo era stato smembrato, sezionato con freddezza chirurgica. Il medico disse: «Sicuramente una ragazza tra i venti e i trent'anni».

Aveva tatuaggi, ma molti erano stati asportati. Anche il volto era stato devastato. Come se l'assassino avesse voluto cancellarla del tutto. Far sparire lei, far sparire la sua memoria.

Fotografammo quei tatuaggi, li condividemmo con la stampa. Un giornalista e un testimone ci portarono un nome: Charlotte Angie.

Era un nome d'arte. Una vita doppia, come tante.

Poi arrivò quello vero: Carol Maltesi.

Una figlia. Una madre. Una donna.

Quando i giornali titolarono *Il mistero della pornostar*, mi infuriai. Non sapevamo niente di lei, e già la riducevamo a un'etichetta?

Carol non era una cronaca. Non era un mestiere.

Era una persona.

Noi dell'Arma pretendemmo rispetto. Per lei, per chi l'amava. Per chi avrebbe voluto piangerla e non aveva ancora potuto farlo.

Dopo l'omicidio, il suo assassino aveva preso il suo cellulare e si era finto lei.

Messaggiava con amici, con il padre del figlio. Inventava scuse: diceva che era all'estero, che non poteva parlare, solo scrivere.

Carol, in quei due mesi, era scomparsa nel silenzio.

Pochi l'avevano cercata davvero. E quei pochi si erano accontentati delle parole di un uomo che l'aveva fatta a pezzi.

Quando identificammo l'assassino, lo convocammo a Brescia. Salì in macchina con noi. Era agitato, irrequieto. Sembrava un ragazzino beccato a fare una cavolata.

Solo che quella cavolata era un omicidio efferato.

E lui un uomo adulto, lucido, responsabile.

Appena arrivato disse: «Voglio parlare. Non ce la faccio più. Ho fatto una cazzata».

Rimasi in silenzio.

Una cazzata, la chiamava.

Una cazzata erano le diciotto parti sul tavolo d'autopsia.

Una cazzata era la mano con lo smalto che avevo fotografato.

Una cazzata era Carol.

In trentotto anni di servizio, ho visto molte donne sopravvivere. E troppe morire.

Negli anni Novanta, in Trentino, una giovane madre venne nella mia stazione. Era terrorizzata. Sposata, con un bimbo piccolo, subiva violenze ogni giorno. Conoscevo il marito: educato, riservato. L'apparenza ingannava.

Indagai. Parlai con vicini, medici, amici. Una persona mi disse: «Quattro schiaffi in famiglia non hanno mai fatto male a nessuno». Vomitai dentro.

Con una giovane assistente sociale, riuscimmo, senza strumenti legali, quasi clandestinamente, ad allontanare quell'uomo. Passammo un anno a vegliare su di lei. Ci alternavamo per proteggerla.

Anni dopo, quella donna mi cercò. Era diventata nonna. Il figlio era padre, laureato.

Quando ci incontrammo, guardò suo figlio negli occhi e disse: «Ti presento Andrea. Se oggi siamo vivi, è merito suo».

Una frase che porto nel cuore.

Una donna in pericolo spesso non lo sa.

È isolata. Ha paura. Giustifica. Minimizza. «È colpa mia.» «Mi ama.» «Sta cambiando.» «Cosa potrei fare da sola?»

Per aiutare una donna devi farle capire che l'amore è libertà. Non paura.

Ho fatto pattugliare zone a rischio, anche fuori orario. Ho voluto che le vittime sentissero la nostra presenza. Per farle sentire protette.

E per far capire agli uomini violenti che non erano più soli con loro.

Oggi sono in congedo, ma non dimentico.

Non dimentico le lacrime condivise. Le vite salvate e quelle perse. I volti. I nomi. I silenzi. Le parole che non ho detto. Le volte in cui ho sperato di aver fatto abbastanza.

A mia figlia dico: «Studia. Sii libera. Non dare mai le chiavi della tua vita a nessuno. Se un ragazzo ti chiede le password per amore, scappa. Non è amore. È controllo. E da lì nasce tutto».

Ai colleghi dico: «Ascoltate. Non giudicate. Non archiviate».

La violenza sulle donne non è un modulo da compilare. È un grido.

E se non lo sentite, è già troppo tardi.

Anche se sono in congedo, non ho smesso di portare la mia divisa dentro. Né di credere che serva parlare. Che serva raccontare. Che serva non dimenticare.

Per questo ho accettato di scrivere queste righe per il libro *Era mia figlia*.

Perché in quei sacchi io non ho visto solo Carol. Ho visto tutte le donne che avevo incontrato in trentotto anni. Quelle salvate. Quelle che ce l'hanno fatta. E quelle che non ce l'hanno fatta.

Perché dietro ogni femminicidio c'è una storia ignorata. Una richiesta di aiuto non ascoltata. Una paura non protetta.

Lo dico da servitore dello Stato. Ma lo dico anche da padre, da uomo, da cittadino.

Non possiamo più permetterci di dire: «Non lo sapevamo», perché i segnali ci sono sempre.

E se chi li vede non interviene, allora è complice.

Servono più fondi, più formazione, più prevenzione.

Serve una giustizia che funzioni.

Serve che le pene siano certe.

Serve che le donne si sentano al sicuro.

Non dopo la denuncia.

Prima.

Io ho finito il mio turno, ma non ho finito la mia voce.

E se queste parole serviranno anche a una sola donna per capire che non è sola, che può chiedere aiuto, che merita di vivere libera, allora avranno avuto un senso.

Carol non tornerà. Ma la sua storia, le storie di tutte, devono continuare a parlarci.

Io non dimentico.

Non potrò mai dimenticare.

Cesira Petronilla Ferrari

Mi chiamavo Cesira Ferrari, sono nata nel 1864.

Avevo venticinque anni, i capelli castani, la pelle segnata dalla fatica e le mani rovinate dalla «caldajuola» della filanda.

Mi chiamavano «la buona», «la mite», «l'onesta».

Ero una delle tante, una delle «filandére» di Cremona. Quelle che si svegliavano prima dell'alba, lavoravano fino allo sfinimento, si bagnavano le mani in acqua bollente per sfilare il filo d'oro dai bozzoli e poi tornavano a casa con il vestito umido, le calze storte, ma la schiena dritta.

Avevo un marito, sì.

Si chiamava Giuseppe Manara, ma tutti lo conoscevano come «Babila».

Faceva il facchino quando lavorava. Quando non lavorava, beveva. E quando beveva, picchiava.

Lo avevo sposato da giovanissima, dopo un periodo di convivenza forzata perché non avevo ancora l'età legale.

Nessuno approvava quel matrimonio. Nemmeno i miei genitori. Nemmeno io, a dire la verità. Ma lui minacciava di uccidermi se non lo avessi fatto. E alla fine avevo ceduto.

Quando lo hanno arrestato per aver ferito un uomo in una casa di tolleranza, ho tirato un sospiro di sollievo. Per tre anni ho dormito senza incubi.

Ma poi il carcere lo ha restituito a me, intatto nel corpo e ancora più velenoso nell'anima.

Lo sapevo che sarebbe finita così.

L'ho scritto a mio fratello adottivo, pochi giorni prima che uscisse: «Ti puoi immaginare il pensiero che hò d'avere, ma Iddio ci penserà anche per me».

Lo dicevo anche alle compagne di filanda: «Vedrai che quando torna, finisce che mi ammazza».

Lo sapevano tutti, ma nessuno ha potuto o voluto fermarlo.

La sera del 13 aprile 1889 ha bussato alla mia porta. Era mezzanotte passata.

Aveva ancora addosso l'odore della prigione e negli occhi il rancore.

L'ho fatto entrare, per paura, per abitudine, per stanchezza.

Mi ha chiesto di dormire accanto a me, ma io non volevo. Ha insistito, come sempre.

Poi, verso le tre e mezza del mattino, mi ha detto: «Andiamo a prendere una boccata d'aria».

Sono uscita con lui.

Era la mia condanna a morte.

Sul viale che porta al Po ha tirato fuori un coltello preso dalla cucina di mio padre.

Ha cominciato a colpirmi come un forsennato: alla testa, al viso, alla gola. Ventisette coltellate, quindici solo sul volto.

Mi chiamava «puttana» mentre mi tagliava la carne. Diceva che lo avevo tradito, che non meritavo il suo nome.

Io non gridavo più.

Non avevo più voce.

E quando non gli è bastato ferirmi, mi ha trascinata viva fino al canale Morbasco e mi ha gettata dentro come un sacco.

L'acqua mi ha coperta. Il sangue mi ha lasciata.

E lì, tra fango e corrente, è finita la mia vita.

Ma non era ancora finita la sua rabbia.

È tornato da mio padre, l'uomo che mi aveva difesa per anni, e l'ha pugnalato nel letto, come si uccide una bestia nel sonno.

Poi è scappato, ma l'hanno preso.

A Cremona non mi hanno mai dimenticata.

Le mie compagne di lavoro hanno pagato i funerali, hanno fatto suonare la banda, hanno portato il mio feretro a spalla tra le strade, con le bandiere delle associazioni operaie a sventolare il dolore.

Erano più di seimila.

E su quella lapide hanno inciso parole che pesano ancora: «Vilmente scannata dal marito».

Giuseppe Manara non ha mai chiesto perdono.

In tribunale si è dichiarato vendicato. Diceva che io non lo avevo accolto «come un marito ha diritto d'essere accolto».

Ma i giudici non gli hanno creduto. Nessuno gli ha creduto.

È stato condannato all'ergastolo.

E la pena di morte, allora da poco abolita, gli ha salvato la vita. A lui, non a me.

Mi chiamavo Cesira.

Ero solo una donna che lavorava, amava leggere, e sperava in un domani migliore.

Ma in quel mondo bastava poco per essere condannata: bastava essere donna.

E bastava dire no.

Il caso Cesira Ferrari

Cesira Petronilla Maria Ferrari aveva venticinque anni, lavorava come filandiera a Cremona e apparteneva alla Società femminile di mutuo soccorso. Una donna onesta, dedita al lavoro, istruita quanto bastava per desiderare un futuro diverso, almeno dignitoso.

Invece, nella notte tra il 13 e il 14 aprile 1889, fu massacrata con ventisette coltellate dal marito Giuseppe Manara, detto «Babila», un uomo violento, disoccupato cronico e con precedenti per aggressione. Non pago, Manara uccise anche il padre di Cesira, Giovanni Ferrari, prima di fuggire e venire arrestato il giorno stesso.

L'omicidio

Quello di Cesira non fu un omicidio d'impeto, ma un femminicidio premeditato, figlio di una gelosia ossessiva alimentata dalla calunnia, dalla violenza, dalla cultura del possesso e dalla vendetta.

Babila era uscito di prigione proprio il giorno dell'omicidio, dopo aver scontato tre anni per aver ferito gravemente il tenutario di una casa di tolleranza. Durante la detenzione, aveva più volte minacciato la moglie e il suocero, accusandoli di relazioni incestuose, infedeltà e disonore. Quelle accuse erano infondate, ma tanto bastava a un uomo cresciuto nella brutalità e nel disprezzo verso le donne.

Nonostante la paura, Cesira aprì la porta al marito la sera del 13 aprile. Insistette per dormire con lei qualche ora. All'alba, lui la convinse a uscire «per prendere una boccata d'aria». Cesira acconsentì.

Ma su uno dei viali alberati che portavano al Po, l'uomo la aggredì con un coltello, colpendola alla testa, alla gola, al volto. E mentre ancora era viva, la gettò nel canale Morbasco, dove morì annegata e dissanguata. Poi andò a casa del suocero e lo pugnalò nel letto.

La reazione popolare

Il delitto sciocco Cremona. La notizia si diffuse subito, portando migliaia di persone in strada. Le filatrici, in particolare, reagirono con un cordoglio senza precedenti: organizzarono i funerali di Cesira con la banda, la bara pagata di tasca loro e una lapide commemorativa con una dedica che ancora oggi resiste nel cimitero cittadino. Sulla tomba, incisa per sempre, la frase: «Vilmente scannata dal marito».

Il processo

Durante il processo, l'orrore non finì. Manara si dichiarò «vendicato», parlò di onore ferito, accusò la moglie di infedeltà, il suocero di incesto. Ma le indagini, le testimonianze e la memoria collettiva della città smontarono le sue menzogne. Cesira era una donna onesta, apprezzata sul lavoro e stimata da chiunque la conoscesse.

La gelosia non passò come attenuante: per i giudici non fu un delitto d'onore, ma un assassinio brutale e deliberato. La Corte d'Assise di Cremona condannò l'assassino ai lavori forzati a vita. Con l'entrata in vigore del codice Zanardelli, che aboliva la pena di morte e sostituiva i lavori forzati con il carcere a vita, la condanna fu convertita in ergastolo.

L'eredità

Cesira fu tra le prime vittime di femminicidio la cui memoria divenne bandiera civile. Non era una nobildonna, non era una martire religiosa: era una lavoratrice, una filandiera, una donna del popolo. Ma la sua uccisione segnò la città. E oggi, a distanza di oltre centotrent'anni, è ancora simbolo di quella giustizia tardiva che non basta mai a cancellare il sangue versato.

Elvira Orlandini

Mi chiamavo Elvira Orlandini.

Avevo ventidue anni e un vestito da festa pronto per la processione del Corpus Domini.

Quel giorno, il 5 giugno 1947, il cielo era sereno, l'aria calda e piena d'estate.

Avevo preso la brocca e avevo detto a mamma: «Vado alla fonte, torno tra mezz'ora».

Ma non sono più tornata.

Avevo ai piedi le pianelle, le ciabattine buone, e nei capelli forse un fiore.

Perché anche se eri una contadina, anche se ti insegnavano a chinare il capo, una ragazza bella ha diritto di sentirsi viva.

Anche se: bella, dicevano, è pericoloso.

Anche se: donna, devi sempre stare attenta.

E sorridere, ma non troppo.

E non farti guardare.

E se ti guardano, è colpa tua.

Non sono mai arrivata alla fonte.
O forse sì, ma non l'ho mai vista.
Perché mentre uscivo dal bosco, mentre tornavo sulla strada, una mano mi ha colpita da dietro.
Non ho gridato.
Non ho avuto il tempo.
Mi hanno tagliato la gola.
Con un solo colpo.
Da sinistra verso destra.
Preciso. Profondo. Come si fa con gli animali al macello.
Chi l'ha fatto, sapeva come si fa.
Era abituato.
Sono caduta in avanti.
E il mio sangue ha macchiato la terra.
Una pozza.
Una chiazza rossa che nessuno ha più dimenticato.
Poi mi hanno presa per le caviglie.
E mi hanno trascinata per trenta metri giù nel burrone.
La mia schiena ha strisciato sulle foglie, sul terriccio, sulle pietre.
Ma nessuno mi ha sentita.
Nessuno ha visto.
Nessuno ha potuto fermarlo.
Mi hanno tolto le mutandine dopo.
Dopo che non respiravo più.
Dopo che non c'era più niente da violentare.
Solo un corpo.
Solo carne.

Mi hanno trovata così, con la gonna tirata su,
con la nuca sporca di fango,
e le pianelle lasciate in fila,
accanto alla brocca messa sottosopra.
Come si fa per non farla rotolare.
Un gesto che non dimentichi, se conosci chi l'ha compiuto.
Un gesto che dice: "Io so chi sei".
E tu mi conoscevi.

Poi hanno arrestato Ugo. Il mio fidanzato.
C'erano macchie di sangue sui suoi pantaloni.
Erano del mio stesso gruppo.
Ma non bastava.
Diceva di essere stato a casa a dormire. I suoi genitori lo confermavano.
E alla fine, non lo hanno condannato. Lo hanno assolto. Per insufficienza di prove.
Ma io lo so, lo sai?
Io so chi era.
Non l'ho mai detto, perché non potevo più parlare.
Ma lo so.

Poi hanno parlato di un altro. Il figlio del padrone.
Uno ricco, potente, svizzero.
Uno che secondo le voci mi guardava troppo.
Ma no, non c'era niente.
Solo pettegolezzi, dicevano.
Nessuno l'ha mai interrogato.
Nessuno ha mai chiesto se fosse lì.

Aveva i documenti a Roma.
Aveva le mani pulite.

Poi hanno detto che poteva essere mio padre.
O la mia sorellastra.
Poi una maga.
Poi nessuno.
Poi tutti.

E intanto io ero ancora là.
Sul fianco.
Nel burrone.
Col sangue asciugato sulle labbra.
Con il pensiero rivolto a quel vestito da festa che non avrei mai messo.

Alla fine hanno chiuso tutto.
Hanno messo una croce.
Una foto sulla lapide che non mi somiglia.
Perché io ero viva.
Ero radiosa.
E non abbassavo lo sguardo.
Mi hanno dimenticata.
Ma io non dimentico.
E da quel giorno, guardo negli occhi chi passa da Toiano.
Ogni volta che sento il vento tra gli ulivi, ogni volta che vedo una ragazza uscire con la brocca, io sono lì.
A ricordare.
Che io non sono stata un caso.

Sono stata un femminicidio.
Uno dei primi.
Nel Dopoguerra.
Quando la pace era arrivata.
Ma per me, no.
E chi mi ha uccisa è ancora libero.
Ma io no.
Io sono lì.
E non abbasso lo sguardo.
Mai.

Il caso Elvira Orlandini

Era il pomeriggio del 5 giugno 1947 quando Elvira Orlandini, una giovane donna di ventidue anni, uscì di casa a Toiano, piccolo borgo della provincia di Pisa, con una brocca in mano. Era il giorno del Corpus Domini e in paese si preparava la festa. Elvira disse alla madre che sarebbe andata a prendere l'acqua alla fonte, poco distante. Ma non avrebbe più fatto ritorno.

Il suo corpo venne ritrovato qualche ora dopo dal padre, trenta metri sotto il ciglio della strada, in un burrone ripido chiamato «butro». La scena che apparve agli occhi del genitore era agghiacciante: Elvira era distesa su un fianco, con la gonna sollevata fino all'inguine, la nuca coperta di terriccio e foglie secche, evidenti segni di trascinamento.

L'omicidio

La ragazza era stata colpita alla gola da un fendente preciso e letale che le aveva reciso la carotide. Secondo l'autopsia, era morta per soffocamento nel suo stesso sangue: «sommersione interna». Presentava anche tre ferite alla testa, una inflitta in vita e due post mortem. Nessun segno di colluttazione, probabilmente nessun grido. Elvira era stata sorpresa alle spalle e uccisa in silenzio.

Sul ciglio della strada, sopra il punto in cui era stata ritrovata, fu individuata una grande chiazza di sangue: era lì che era avvenuta l'aggressione. Più in alto, ordinatamente disposte, c'erano le pianelle e la brocca in terracotta, capovolta per non farla rotolare. Oggetti disposti con cura, come a voler suggerire un gesto non di furia, ma di ritualità o di conoscenza della vittima.

L'indagine

Venne arrestato il fidanzato di Elvira, Ugo Ancillotti. Sui suoi pantaloni furono trovate macchie di sangue. Gli indizi sembravano portare a lui, ma non bastarono. L'alibi (confermato solo dai genitori) era fragile: disse di essere rimasto a casa a dormire dopo aver accompagnato Elvira a messa. Le impronte ritrovate sul terreno erano più piccole delle sue. Inoltre, Elvira alla fonte non era mai arrivata, e l'orario stimato dell'aggressione sembrava incompatibile con gli spostamenti di Ugo. Il ragazzo fu processato ma assolto per insufficienza di prove.

Le piste alternative

Nel frattempo, attorno al caso nacquero sospetti, voci, leggende. Tra queste, una chiamava in causa il figlio dei Salt, ricchi proprietari svizzeri che villeggiavano nella zona e per i quali Elvira lavorava come domestica. Secondo le dicerie, l'uomo avrebbe avuto una simpatia ossessiva per Elvira, al punto da aver scritto una lettera al fidanzato per dissuaderlo dal matrimonio.

Tuttavia, dalle indagini non emerse mai alcuna relazione concreta tra i due. Enrico Salt non venne mai inquisito. Alcuni sostennero che l'uomo fosse a Roma in quei giorni e che presentò documenti firmati da un notaio come prova indiretta della sua presenza nella capitale. Nessuna traccia nei fascicoli ufficiali di un'indagine su di lui. Era troppo potente? O semplicemente non c'erano elementi sufficienti? Resta un mistero.

Si parlò anche di una maga – Bice Bassani – che avrebbe avuto «visioni» sull'assassino, ma non fu mai ammessa come testimone. In paese si sussurrava di una sorellastra, di una mano femminile, persino del padre della vittima. Tutte piste scartate dagli atti processuali.

L'esito

Alla fine, Ugo divenne quasi la vera vittima del processo: insultato, minacciato, aggredito in tribunale. Il processo fu spostato da Pisa a Firenze per l'impossibilità di garantire la sicurezza dei testimoni. Eppure, nonostante tutto, nessuna prova definitiva fu trovata. Nessuna verità emerse.

Elvira fu sepolta con una foto sulla lapide che non le rendeva giustizia. Per molti decenni la sua storia è stata raccontata a metà, tra cronaca, mito e superstizione. Eppure, è stata uno dei primi casi di femminicidio del Dopoguerra, dove la violenza contro una donna si è manifestata nel suo volto più brutale: improvvisa, silenziosa, definitiva.

Il libro

Oggi, grazie al lavoro minuzioso di Bettina Ferretti, che ha studiato gli atti del processo e le carte dell'epoca, la verità storica può essere finalmente restituita, al di là delle dicerie. Il suo libro, *Corpus Domini. Il caso Orlandini*, rappresenta il tentativo più serio e documentato di fare luce su una vicenda troppo a lungo lasciata nell'ombra.

Julia Olga Calzoni

Mi chiamavo Julia Olga Calzoni.

Avevo lo sguardo limpido e una risata che si sentiva da lontano.

Quando ero felice mi venivano le fossette sulle guance, e a volte arrossivo per niente.

Portavo sempre con me un quaderno per scrivere poesie, e credevo che le parole potessero spiegare il mondo.

Ma non avevo previsto la cattiveria.

Non avevo previsto che chi ami possa anche ucciderti.

E mi hanno uccisa due ragazzi a cui volevo bene.

Non ero una sprovveduta. Ero solo una ragazza che credeva nell'amicizia.

Che scriveva e pensava che il primo amore fosse eterno.

Il mio era Giorgio.

Aveva quattro anni più di me, parlava bene, aveva

quegli occhi intelligenti e un po' tristi. Mi piaceva tutto di lui. Pure i suoi silenzi.

E anche se mi aveva lasciata, speravo ancora in un suo ritorno.

Poi c'era Fabrizio, l'amico fidato. Con lui parlavo di qualunque cosa. Gli raccontavo quanto ancora amassi Giorgio.

Mi ascoltava, sorrideva, mi diceva: «Vedrai che le cose si sistemano».

Lui sapeva.

Sapeva anche che mi fidavo ciecamente.

Mi invitarono all'Idroscalo per una passeggiata.

Fabrizio mi disse che volevano fare uno scherzo: un finto sequestro. Avremmo registrato un messaggio da far sentire a mia madre, così, per gioco.

Mi sembrava buffo, innocente.

Ma non era un gioco.

Era una trappola.

Quel pomeriggio mi feci bella. Indossai i miei vestiti preferiti, mi arricciai i capelli, misi il profumo più buono.

Alle 17 salirono a prendermi con l'Alfetta. Fabrizio insistette perché mi sedessi davanti.

Nel bagagliaio avevano nascosto una mazza, blocchi di cemento, catene.

Io non sapevo.

Ridevo.

Registrammo il messaggio. Dissi: «Ciao mamma, sto bene».

Lo dissi davvero.

Lo dissi con la voce di una figlia che non sa di stare andando incontro alla morte.

Poi tutto cambiò.

Fabrizio fermò la macchina, Giorgio tirò fuori la mazza e mi colpì alla nuca.

Sentii dolore. Confusione.

Mi girai. «Ma è uno scherzo?» chiesi.

Non risposero. Avevano lo sguardo spento, assente, cattivo.

Aprii la portiera e corsi.

Persi una scarpa.

Correvo con un piede scalzo e la testa che pulsava.

Mi rincorsero.

Mi colpirono ancora.

E poi, spararono.

Mi accasciai.

Sentii il freddo del terreno.

Il silenzio degli alberi.

E un pensiero solo: "Perché?".

Non provarono nemmeno a nascondermi.

Non ebbero paura.

Tornarono da mia madre.

Le dissero che mi avevano vista. Che si erano divisi nel pomeriggio.

Piangevano. La abbracciavano.

Le giurarono che, se mi fosse successo qualcosa, avrebbero trovato il colpevole.

Il giorno dopo li arrestarono.

Giorgio disse: «Quando ho sparato, mi sono sentito un dio».

No, tu non eri un dio.

Tu eri un mostro.

E io ero solo una ragazza che ti aveva scritto poesie.

Erano gli anni Settanta.

Il Circeo. San Babila.

Erano anni in cui si moriva per ideologie, per soldi, per noia, per odio.

E io sono morta per colpa dell'amore e della fiducia.

Sono passati quarantanove anni.

In quel bosco dove mi avete lasciata c'è solo una piccola lapide.

In pochi la guardano. In pochi la puliscono.

Il mio nome è stato dimenticato.

Come se la mia storia desse fastidio.

Come se non fosse importante.

Ma io ero viva.

Io scrivevo.

Io amavo.

Io credevo nel bene.

Mi chiamavo Julia Olga Calzoni.

E il mio cuore è stato ucciso due volte:

prima dalla banalità del male, poi dall'indifferenza.

Il caso Julia Olga Calzoni

Il 26 marzo 1976 Julia Olga Calzoni, sedici anni, fu uccisa da due giovani che conosceva bene: Giorgio Invernizzi, suo ex fidanzato, e Fabrizio De Michelis, il suo migliore amico.

Non furono sconosciuti, non fu una violenza casuale.

Fu un femminicidio premeditato, che affondava le radici in un tradimento profondo: quello della fiducia.

Prima del delitto

Julia era una ragazza colta, sensibile, appartenente a una delle famiglie più ricche di Milano. Amava scrivere poesie, annotava frasi d'amore sul diario, leggeva romanzi rosa. Era ancora innamorata di Giorgio, e si confidava con Fabrizio.

Si fidava di entrambi.

E proprio in questo risiede il valore storico e simbolico di questo delitto: è uno dei primi casi in Italia in cui si evidenzia con chiarezza il meccanismo del femminicidio come lo conosciamo oggi, in cui la vittima non è scelta a caso, ma viene uccisa da chi ha avuto accesso alla sua vita, ai suoi pensieri, ai suoi sentimenti.

Il piano

Giorgio e Fabrizio, due ventenni studenti di Medicina, figli della «Milano bene», frequentavano ambienti neofascisti, si addestravano con armi da fuoco, giocavano con le pistole come se fossero giocattoli.

Non avevano ideali politici veri, ma condividevano una mentalità violenta, machista, dominata dal disprezzo per la fragilità e dall'ossessione per il denaro.

Inizialmente pensarono di rapire Julia per ottenere un riscatto, sfruttando la ricchezza della sua famiglia.

Poi cambiarono idea. Un sequestro era complicato, rischioso. Ucciderla sarebbe stato più semplice.

Il piano fu meticoloso. La invitarono all'Idroscalo per una passeggiata. Fabrizio le disse che avrebbero inscenato un sequestro per ridere. Julia accettò, felice che ci fosse anche Giorgio. Quel pomeriggio si preparò con cura: boccoli, profumo, camicetta elegante, orologio d'oro al polso.

L'omicidio

Alle 17 Julia salì sull'Alfetta dei due ragazzi. Nel bagagliaio c'erano una mazza, delle catene, blocchi di cemento, una siringa.

Le fecero registrare un messaggio per la madre: «Ciao mamma, sto bene».

Arrivati a Mezzate, in una zona boschiva, la colpirono alla nuca con la mazza.

Julia, ferita ma ancora cosciente, chiese se fosse uno scherzo. Aprì la portiera e fuggì, perdendo una scarpa mentre correva.

Fu raggiunta. Fu colpita di nuovo. Infine, le spararono alla testa.

Non nascosero il corpo. Lo lasciarono lì, tra gli alberi. E tornarono a Milano.

Quella sera si presentarono entrambi a casa della madre di Julia.

Piansero. La abbracciarono. Le promisero che, se fosse successo qualcosa a Julia, loro l'avrebbero vendicata.

Recitarono una parte. L'ultimo atto di una sceneggiatura macabra.

Quando furono arrestati, confessarono. Giorgio disse: «Quando ho sparato, mi sono sentito un dio».

Il processo

Dopo il processo, entrambi furono condannati all'ergastolo. In una delle sentenze si legge: «Ciò che colpisce non è solo l'efferatezza, ma l'aver sfruttato la fiducia della ragazza. L'amicizia sincera. L'amore ingenuo».

Ecco perché l'omicidio di Julia Calzoni è ancora oggi un caso fondamentale nella storia del femminicidio in Italia.

Non solo per la sua brutalità, ma perché rappresenta uno dei primi casi in cui è chiaro come la fiducia di una ragazza venga usata come arma contro di lei.

Julia non è stata uccisa da uno sconosciuto, è stata uccisa da chi conosceva il suo cuore.

Da chi avrebbe dovuto proteggerla.

Da chi lei amava e stimava.

A distanza di quarantanove anni, in quel bosco c'è solo una piccola lapide, dimenticata. Il suo nome è sparito dai libri. Nessuna commemorazione ufficiale. Nessun dibattito. Come se questa storia, oggi, desse fastidio.

Ma Julia c'era.

E la sua morte è ancora un grido vivo contro la manipolazione, la prepotenza e il tradimento dei sentimenti.

Simonetta Ferrero

Mi chiamavo Simonetta Ferrero.

Avevo ventisei anni, una laurea in Scienze politiche, un lavoro alla Montedison, un biglietto per la Corsica e una valigia quasi pronta.

Era il mio primo giorno di ferie.

E sarebbe stato anche l'ultimo giorno della mia vita.

Quel sabato mattina di luglio del 1971 mi alzai presto, come sempre.

Passai in libreria, poi in profumeria, comprai un dizionario, alcuni cosmetici e un foulard, andai da un tappezziere.

Poi mi diressi verso l'Università Cattolica.

Era la mia università, lì mi ero laureata.

Non ricordo neanche perché, forse volevo solo andare in bagno.

La mia vescica era vuota, diranno poi gli esami.

E questo è tutto quello che rimane del mio ultimo gesto consapevole: un'urgenza fisiologica.

Entrai in quel bagno del blocco G. Un luogo familiare. Ma non ero sola.

Non urlai. Non abbastanza.

O meglio: urlai, ma nessuno mi sentì.

C'erano dei muratori al piano di sotto con un martello pneumatico acceso. C'erano studenti nelle sale. C'era vita, rumore, presenza.

Ma io ero già diventata invisibile.

Mi difesi.

Con tutta la forza che avevo.

Le mie mani lo raccontano ancora. I segni sulle braccia. Le ferite di chi non vuole morire.

Lui invece mi colpì trentatré volte.

Una, due, sette volte fatali.

Non prese nulla.

Né soldi, né gioielli.

Non abusò di me.

Mi lasciò così, riversa su un fianco, in una pozza di sangue, con la mia borsa ancora intatta accanto.

E con una macchia rossa sulla porta.

Un'impronta.

La sua mano sinistra.

Rimasi lì per due giorni.

Il lunedì mattina, un seminarista entrò nel bagno attirato dal rumore dell'acqua che scorreva.

Pensò agli sprechi. Non poteva immaginare di trovare un cadavere.

Il mio.

Mi chiamavo Simonetta Ferrero.

E nessuno ha mai pagato per avermi uccisa.

Mi hanno descritta come riservata, rigorosa, educata.

Facevo volontariato per la Croce rossa.

Giocavo a tennis.

Amavo studiare.

Ero figlia di una famiglia cattolica e benestante, con uno zio monsignore.

Ma tutto questo non ha fermato la mano che mi ha tolto la voce, la giovinezza, il futuro.

Le indagini si sono perse.

Tanti sospetti, tanti mitomani, lettere anonime, piste che svanivano.

Ma anche se non ho mai avuto giustizia,

oggi il mio omicidio viene chiamato col suo nome: femminicidio.

Perché chi uccide con un coltello,

chi colpisce trentatré volte,

lo fa spinto da qualcosa di personale.

Da rabbia. Da possesso. Da rifiuto.

Forse non lo conoscevo, ma lui ha deciso che io ero sua.

Che poteva prendermi. Che poteva uccidermi.

Tutte le tracce sono andate perse.

Tranne una.

Quella foto.

Quella mano insanguinata impressa sulla porta.

Oggi c'è chi dice che potrebbe essere analizzata.

Che quella traccia potrebbe ancora parlare.

Sono passati cinquantaquattro anni.
Anni in cui mi hanno chiamata in un solo modo: «il delitto della Cattolica».
Ma io non sono un titolo di cronaca.
Non sono solo una fotografia in bianco e nero.
E non voglio più essere ricordata solo così.
Io mi chiamavo Simonetta Ferrero.
E vorrei che, prima o poi, quel fascicolo si chiudesse con il nome del mio assassino.
Perché anche se sono morta da più di mezzo secolo, non ho mai smesso di chiedere, e pretendere, giustizia.

Il caso Simonetta Ferrero

Il 26 luglio 1971, in uno dei bagni femminili dell'Università Cattolica del Sacro Cuore di Milano, venne rinvenuto il corpo martoriato di una giovane donna. Si chiamava Simonetta Ferrero, aveva ventisei anni ed era laureata proprio alla Cattolica in Scienze politiche. Quel lunedì mattina, la scoperta del cadavere da parte di un seminarista cambiò per sempre la percezione della sicurezza in uno dei luoghi simbolo della città. E diede inizio a un'indagine che, ancora oggi, più di cinquant'anni dopo, non ha trovato colpevoli.

L'ultimo giorno

Simonetta era una giovane donna riservata, molto religiosa, proveniente da una famiglia cattolica benestante. Nata il 2 aprile 1945, viveva con i genitori in zona via Osoppo. Dopo il liceo classico si era laureata nel 1969 alla Cattolica e da due anni lavorava all'ufficio personale della Montedison.

Era una ragazza determinata, elegante, educata, molto legata alla famiglia e impegnata anche nel volontariato con la Croce rossa. Faceva danza, giocava a tennis, frequentava Comunione e Liberazione e sembrava immune alle contestazioni sociali che attraversavano l'Italia dell'epoca.

Il 24 luglio 1971 era il suo primo giorno di ferie: avrebbe dovuto finire di preparare la valigia per partire con i genitori per una vacanza in Corsica. Invece uscì per alcune commissioni. Acquistò un dizionario, dei cosmetici, un foulard, si recò in tappezzeria. Non disse a nessuno che sarebbe andata alla Cattolica, dove entrò poco dopo mezzogiorno.

Il ritrovamento

Alle 8.45 del lunedì seguente, il 26 luglio, Mario Toso, seminarista dei padri salesiani (oggi vescovo), sentì scorrere l'acqua dal bagno delle donne del blocco G. Entrando trovò una scena agghiacciante: una giovane distesa su un fianco in una pozza di sangue. Spaventato, scappò. Pochi minuti dopo una studentessa entrò e vide il corpo: si trattava di Simonetta, scomparsa da due giorni.

L'autopsia avrebbe rivelato trentatré coltellate, di cui sette mortali. I fendenti erano stati inferti con una lama lunga almeno quindici centimetri, ma l'arma del delitto non sarebbe mai stata trovata. Sul corpo c'erano segni di difesa: Simonetta si era opposta con forza. La borsetta accanto a lei conteneva tutto: soldi, documenti, oggetti personali. Nessun segno di violenza sessuale. Il movente non era né la rapina né l'abuso.

Le indagini

Le indagini partirono con grande ritardo: Simonetta era stata uccisa trentacinque ore prima del ritrovamento, sabato intorno alle 13. L'università era deserta: era luglio, non c'erano esami in corso, ma erano comunque presenti una trentina di studenti nella sala consultazione e alcuni operai stavano lavorando nei pressi del bagno, usando un martello pneumatico. Proprio quel rumore assordante avrebbe coperto le urla della giovane durante l'aggressione.

Vennero ipotizzati diversi scenari: un maniaco sessuale, un frequentatore dell'università, un mitomane, persino un serial killer. Il primo sospettato fu proprio il seminarista Toso, che però fu subito scagionato: nessuna traccia di sangue sui suoi abiti, nessun graffio, nessun movente. Si cercò anche tra gli operai, tra gli studenti, tra i volti sconosciuti avvistati nei corridoi nei giorni precedenti.

Le piste

Un custode ricordava un uomo stempiato seduto su una panchina del chiostro, mai identificato. Alcuni studenti segnalarono un individuo che scendeva le scale fischiettando. Alcune impiegate raccontarono di essere state seguite da uno sconosciuto nei giorni precedenti, descritto come molesto e con un coltello in borsa. Nessuna pista portò a qualcosa di concreto. Arrivarono anche lettere anonime (una nel 1993 accusava addirittura un sacerdote), e decine di autoaccuse di mitomani, ma senza riscontri.

L'Università Cattolica venne definita «una fortezza con poche uscite e ben sorvegliate»: eppure l'assassino era riuscito a uccidere, pulirsi, forse cambiarsi d'abito e uscire indisturbato. La sola vera traccia rimasta era una grande impronta insanguinata lasciata dalla mano sinistra dell'assassino sulla porta del bagno, ripresa in una fotografia. Una prova mai analizzata con le tecnologie odierne.

Un femminicidio senza nome

Nonostante l'assenza di una relazione nota tra vittima e carnefice, molti criminologi concordano oggi nel definire l'omicidio di Simonetta un femminicidio a movente relazionale o sessuoaffettivo represso.

L'uso di un coltello, la quantità di coltellate, la ferocia del gesto: tutti elementi che rivelano una rabbia intima, personale, ossessiva. Forse uno sconosciuto che la seguiva da tempo. Forse un rifiuto non accettato. Forse un delirio di possesso.

Un impulso di dominio che si è tradotto in violenza.

Il caso oggi

Il caso, rimasto irrisolto per oltre mezzo secolo, è considerato uno dei più oscuri della cronaca milanese. Recentemente, l'ex magistrato Guido Salvini e il criminologo Alberto Miatello hanno riacceso l'attenzione sul delitto, chiedendo che quella foto venga analizzata con le moderne tecniche biometriche. Secondo gli esperti, la traccia potrebbe ancora parlare. E in un Paese dove spesso le prove vanno perdute, hanno anche proposto una legge per la conservazione obbligatoria dei reperti legati a femminicidi e stragi.

Il femminicidio di Simonetta Ferrero è ancora oggi senza un colpevole, senza una verità, senza giustizia.

Ma forse non per sempre.

Cristina Golinucci

Mi chiamavo Cristina Golinucci.

Avevo ventun anni e una vita intera davanti.

Una laurea che sognavo, una fede che mi guidava, una famiglia che amavo.

Era il 1° settembre 1992, l'ultimo giorno della mia vita.

Avevo appuntamento con il mio padre spirituale, padre Lino, al convento dei frati cappuccini, dove andavo spesso.

Alle 13.55 sono uscita di casa, con la Fiat 500 azzurra, per quel colloquio che per me era importante.

Avevo voglia di raccontargli della mia estate, di quello che avevo fatto al campo, delle domande che mi portavo dentro.

Non sono mai più tornata.

E da quel giorno, il mio nome è diventato un mistero, una ferita, una ricerca.

La mia macchina fu ritrovata lì, parcheggiata. Ma di me, nessuna traccia.

Padre Lino disse di non avermi vista arrivare.

Un altro frate disse che la mia auto era già lì dalle 15.
Mia madre venne a cercarmi quando calava la sera. Non aveva bisogno di prove: sapeva che era successo qualcosa.

Per anni sono stata solo un'assenza.
Ma la mia assenza aveva un luogo: il convento.
Un luogo sacro, che avrebbe dovuto proteggermi.
E invece fu lì che la mia voce si spense.
Nel 2010, lì dentro, vennero trovate ossa umane.
Mai analizzate. Mai sottoposte a un test del dna.
Nemmeno dopo che due testimoni indicarono proprio quel punto, dicendo che lì un uomo aveva fatto lavori in muratura. Nemmeno dopo le richieste della mia famiglia.
Quell'uomo si chiamava Emanuel Boke.
O almeno così si faceva chiamare.
Ma il suo vero nome era Kwame Quist.
Uno stupratore seriale.
Nel 1995 confessò a padre Lino di avermi uccisa.
Ma poi negò. E nessuno lo interrogò davvero.
Nei documenti, le intercettazioni con quella confessione risultano sparite.
La frase che gli dava un alibi fu poi corretta: non era «non mi sembri mica tanto convinto», ma «tu non eri mica in convento».
Crollava l'alibi. Ma nessuno l'ha fatto crollare davvero.

Sono passati trentatré anni.
Dieci archiviazioni.
Decine di segnalazioni ignorate.

Testimoni dimenticati.

Verità occultate, a volte forse anche cancellate.

Ma c'è una madre che non ha mai smesso di cercarmi.

Che ha perso un marito nel dolore.

Che si è aggrappata alla mia foto, ai miei ricordi, ai miei appelli non scritti.

Che ha chiesto giustizia dove altri chiedevano silenzio.

Oggi una stele mi ricorda, nel giardino del convento.

«Non sappiamo dove gli scomparsi vanno, ma sappiamo dove restano.»

Io resto lì.

In quel posto che avrebbe dovuto essere santo e che, invece, mi ha persa.

Resto nelle carte sparite.

Nelle indagini mai fatte.

Nelle ossa mai analizzate.

Resto nel cuore di chi non si arrende.

E finché ci sarà chi mi nomina, chi chiede di me, chi pretende per me verità e giustizia, Cristina Golinucci non sarà mai solo una scomparsa.

Sarà una voce.

Che continua a chiedere: «Dov'è la mia verità?».

Il caso Cristina Golinucci

Cristina Golinucci aveva ventun anni quando è scomparsa nel nulla.

Era il 1° settembre 1992, un martedì pomeriggio di fine estate. Cristina viveva a Ronta, una frazione di Cesena, con i suoi genitori. Si era appena diplomata in ragioneria e stava cercando la sua strada, con la fede come bussola e un rapporto stretto con la spiritualità. Quel giorno aveva un appuntamento importante: doveva incontrare il suo padre spirituale, padre Lino, al convento dei frati cappuccini di Cesena.

Alle 13.55 uscì di casa a bordo della sua Fiat 500 azzurra. Non tornò mai più.

Alle 19, preoccupata, sua madre Marisa Degli Angeli si recò al convento. L'auto di Cristina era parcheggiata lì. Un frate affermò che alle 15 la ragazza era già presente. Padre Lino disse di non averla mai vista. Da quel momento cominciò uno dei più intricati, oscuri e sconcertanti casi di scomparsa mai registrati in Italia. Un caso che ancora oggi, dopo trentatré anni e dieci archiviazioni, non ha una verità.

Le indagini

Le indagini partirono subito, ma in modo poco determinato. Da tempo la famiglia Golinucci nutriva dubbi su un uomo che frequentava il convento: Emanuel Boke, cittadino sudafricano, ospitato dai frati come rifugiato politico. Si trattava di una figura ambigua, con precedenti e atteggiamenti inquietanti. Nel 1993 venne arrestato per lo stupro di una ragazzina e nel 1995 padre Lino andò a trovarlo in carcere.

Fu lì che, secondo il frate, Boke avrebbe confessato di aver ucciso Cristina. Ma quando gli inquirenti lo interrogarono un anno dopo, Boke negò tutto. Padre Lino è deceduto da anni, e quella presunta confessione è rimasta senza valore legale.

C'è di più: quel colloquio fu registrato e trascritto. Una frase chiave venne trascritta come: «Non mi sembri mica tanto convinto». Ma anni dopo, su richiesta della famiglia, il professor Giampiero Benedetti rianalizzò la registrazione e restituì una versione molto diversa: «Tu non eri mica in convento».

Una frase che avrebbe demolito l'alibi di Boke. Ma nessuno lo iscrisse mai nel registro degli indagati. Nessuna nuova audizione. Solo un'altra archiviazione.

I ritrovamenti

Nel 2010, all'interno del convento, furono ritrovate ossa umane in un punto preciso indicato da due testimoni: una donna che frequentava i frati e un ex compagno di stanza di Boke. Entrambi raccontarono che proprio lì, anni prima, lui aveva fatto strani lavori in muratura.

Nonostante le richieste dell'avvocata Barbara Iannuccelli, le ossa non vennero mai sottoposte a test del dna. Un'omissione tanto grave quanto inspiegabile. Le indagini tornarono a fermarsi.

Le nuove rivelazioni

Nel 2022, dopo un'istanza della famiglia, il caso venne riaperto per la nona volta. Nel frattempo, l'identità di Boke si era intrecciata con un nuovo nome: Kwame Quist, cittadino ghanese ricercato in Francia per stupro, rapina e immigrazione clandestina. Un uomo con lo stesso volto, le stesse impronte digitali e, come si scoprì nel 2024, anche lo stesso dna.

Il Ris di Parma confermò: Emanuel Boke e Kwame Quist sono la stessa persona.

Quist era stato condannato per lo stupro di una ragazza a Marsiglia, pochi mesi dopo essere uscito dal carcere in Italia. Una volta espulso dalla Francia, sparì. Oggi è ufficialmente irreperibile.

Nel frattempo emersero documenti relativi a scavi profondi fino a dieci metri, eseguiti nel convento proprio nel 1992 per il rifacimento dell'impianto idraulico.

Un dettaglio inquietante, già menzionato in una lettera anonima del 1999 ricevuta da Marisa Degli Angeli, la madre di Cristina, in cui si indicava Boke come responsabile e si parlava di lavori nel sottosuolo del convento.

Quella lettera fu portata agli inquirenti. Non venne mai considerata una prova. Nel 2024, a trentadue anni dalla scomparsa di Cristina, l'indagine fu archiviata per la decima volta.

I dubbi

L'avvocata Barbara Iannuccelli denunciò mancanze gravi: atti mai acquisiti, intercettazioni mai trasmesse alla Procura, rapporti su un altro sospetto legato all'ambiente ecclesiastico mai valutati.

Eppure, il gip di Forlì dispose l'archiviazione, affermando la mancanza di elementi concreti per riaprire il caso. L'irreperibilità di Boke-Quist venne data per scontata, senza richiedere nemmeno copia della condanna francese.

Oggi Cristina Golinucci è ancora «ufficialmente scomparsa». Nonostante le ossa, le testimonianze, le confessioni, le sovrapposizioni identitarie, le intercettazioni, i documenti non trasmessi.

Nel giardino del convento ora c'è una stele commemorativa, voluta dalla madre e dall'associazione Penelope. Su di essa è incisa una frase tratta dal *Piccolo Principe*: «Non sappiamo dove gli scomparsi vanno, ma sappiamo dove restano».

Cristina resta lì.

A due passi da dove aveva parcheggiato.

Nel cuore di chi non si arrende.

E in uno dei cold case più gravi e ignorati d'Italia.

Giuseppina e Concettina Livolsi

Ci chiamavamo Giuseppina e Concettina Livolsi. Sorelle. Venivamo da Troina, in Sicilia.

Eravamo partite per il Piemonte con una valigia e la speranza. A testa alta, come tante altre ragazze del Sud che volevano solo un lavoro e un futuro.

Lavoravamo al cotonificio Vallesusa e alloggiavamo presso le suore.

Ci accontentavamo di poco: una stanza pulita, un pasto caldo, un sorriso alla sera.

Io, Giuseppina, avevo attirato le attenzioni di un ragazzo. Ma non era amore, era possesso. Era gelosia. Era controllo.

L'ho rifiutato, perché non volevo vivere con la paura.

Ma lui non accettava il no.

Quel giorno, il 18 novembre del 1923, durante la processione del paese, è venuto con una pistola.

Ha sparato a mia sorella Concettina.

Io ho cercato di fermarlo.

Ha sparato anche a me.

Ci siamo accasciate in strada, tra le campane e la folla.

Due sorelle. Due colpi.

Uccise perché una di noi aveva detto no.

La giustizia? È durata poco.

Lui è uscito presto di prigione. Si è rifatto una vita.

Ma non siamo state dimenticate.

Non dalla nostra famiglia. Non da nostro fratello Filippo, che voleva vendicarci, ma ha scelto di non sporcarsi le mani di sangue per non far soffrire ancora i vivi.

E non dai suoi figli. E nemmeno dai loro figli.

Un giorno, cent'anni dopo, la nostra pronipote, Paola Maria Berola, ha aperto il loculo dove riposavamo.

Ci ha trovate ancora lì.

I nostri crani con i segni dei proiettili.

I capelli scuri.

Un fermaglio.

Due orecchini.

E una coperta, quella che nostra madre Serafina aveva ricamato per noi, per proteggerci anche dopo la morte.

Paola ha raccolto i resti, e poi ha raccolto la memoria.

Ci ha cercate. Ha voluto che la nostra storia venisse raccontata. Ha rotto un silenzio lungo un secolo.

Ma non eravamo sole, nemmeno allora.

Le nostre compagne del cotonificio hanno scritto per noi una lettera. Una poesia. Un grido collettivo. Ci hanno chiamate sorelle, martiri, donne che avevano alzato la testa.

La loro voce ci ha accompagnate in tutto questo tempo.

Ci ha tenute vive, anche quando il mondo voleva dimenticarci.

Ci chiamavamo Giuseppina e Concettina Livolsi.

E oggi, grazie a Paola, torniamo a raccontare chi eravamo.

Non siamo state uccise per amore, anche nel 1923 ci era chiaro questo concetto.

L'amore non uccide.

Siamo state massacrate perché una di noi ha detto no.

E l'altra ha provato a salvarla.

Ma ora siamo di nuovo insieme.

E stavolta ricordate per sempre.

Il caso Giuseppina e Concettina Livolsi

Erano arrivate in Piemonte dalla Sicilia per lavorare e vivere con dignità. Giuseppina e Concettina Livolsi erano due giovani sorelle originarie di Troina, vicino Enna. Vivevano a Pianezza, in provincia di Torino, presso l'alloggio gestito dalle suore, e lavoravano al cotonificio Vallesusa, uno dei più importanti stabilimenti tessili della zona, che dava lavoro a centinaia di operaie emigrate dal Sud. Come tanti altri giovani del tempo, speravano in un salario sicuro e in una casa tutta loro. Ma la loro vita fu interrotta brutalmente da una violenza mascherata da sentimento.

Prima dell'omicidio

L'assassino si chiamava Giuseppe Bachiega, un ragazzo di ventidue anni, operaio tornitore di Collegno. Si era invaghito di Giuseppina, la maggiore delle due sorelle.

Secondo quanto emerso dalle testimonianze raccolte all'epoca, Bachiega aveva intrapreso un corteggiamento ossessivo e non ricambiato. Giuseppina lo aveva rifiutato più volte, lamentando i suoi atteggiamenti possessivi e le sue crisi di gelosia. Quel rifiuto fu per lui intollerabile.

L'omicidio

La mattina di domenica 18 novembre 1923, a una processione religiosa che attraversava le vie di Pianezza, Bachiega si presentò armato. Tra la folla, con le campane che suonavano e i fedeli raccolti in preghiera, si avvicinò a Concettina. Senza dire una parola, estrasse la rivoltella e le sparò alla testa. Giuseppina, presente accanto a lei, tentò disperatamente di fermarlo. Ma Bachiega fece fuoco anche su di lei, uccidendola.

La scena fu così brutale da scuotere tutta la comunità. Secondo il maresciallo Zanoni, comandante della stazione dei carabinieri di Rivoli, accorso sul posto con i suoi uomini, l'assassino fu fermato poco dopo lungo la strada per Collegno. Nelle sue tasche fu ritrovata l'arma del delitto, con ancora tre colpi inesplosi.

L'interrogatorio

Durante l'interrogatorio, Bachiega confessò con freddezza: «Ho sparato perché Concettina mi aveva minacciato».

«Ma hai ucciso anche la donna che amavi?»

«Ho sparato» rispose senza turbamento.

Nessun pentimento.

Nessuna pietà.

Solo la consapevolezza di aver tolto la vita a due giovani donne per un rifiuto.

Dopo i fatti

Le due sorelle furono sepolte insieme, i corpi adagiati uno accanto all'altro. La madre, Serafina, fece ricamare una coperta di cotone per avvolgerle anche nella morte. Una sorta di abbraccio materno che resistette al tempo: cento anni dopo, infatti, durante la riapertura del loculo per la ricollocazione dei resti, la famiglia trovò i teschi delle due sorelle con i segni dei proiettili, i capelli scuri ancora attaccati al cranio, un fermaglio, due orecchini arrugginiti, e la coperta cucita a mano dalla madre, intatta.

L'assassino uscì presto dal carcere. Nessuno lo cercò più. La vicenda fu classificata come una «faccenda tra meridionali», secondo la definizione riportata all'epoca da alcuni cronisti locali. Una tragedia privata, quasi folkloristica, ignorata dalla grande stampa e destinata a scivolare nell'oblio.

Il ricordo

Ma a ricordare Giuseppina e Concettina c'erano le compagne del cotonificio Vallesusa, che scrissero per loro una lunga lettera poetica, firmata collettivamente. Un testo toccante e potente, in cui le due ragazze vengono definite «martiri della civiltà e della libertà». Un inno alla sorellanza, alla dignità del lavoro, alla lotta femminile per esistere, anche da morte.

E a ricordarle c'era la loro famiglia. In particolare, Paola Maria Berola, pronipote delle due ragazze, che ha voluto rompere il silenzio durato un secolo e mi ha contattata per far inserire questa storia nel libro *Era mia figlia*.

Perché la violenza sulle donne non è un fatto privato. E non lo è mai stato.

Perché anche nel 1923 si moriva per un no.

E perché ogni nome cancellato va restituito al mondo.

Lettera originale delle colleghe del cotonificio Vallesusa

Amiche e Compagne di lavoro,

sorelle sventurate! Vittime della tirannia, d'un fero destino che flagella col piombo sanguinoso e crudele, che spezza i fiori della vita sempre in un istante. Noi tutte, dal fondo delle nostre anime, compagne che ci sentiamo vicine a voi e a Giuseppina e come affrante di fronte a caro lutto, salutiamo le Sorelle che l'oltre varcarono, col cuore sanguinante.

Care vittime del dovere, figlie umane che la vostra doverosa presenza alla trincea femminile d'un diritto negato, alla rivendicazione della nostra esistenza, d'una mano stanca, nera e onorata, nostre belle rose giovani, care Concettina e Giuseppina, le vostre compagne e ciò che attiene a voi, raccogliendo finanche nel dolore tutto l'ardore e l'immenso amore profondo d'anime semplici e pure, verranno alla vostra casa dove il vostro nome ora nasce e soffrirà, e vi porranno quelli che nostre alle peccatrici invocate martiri, oh! della civiltà e della libertà, financo il fiore d'un dolore che si chiamerà un giorno nel verde oro delle cose perdute per sempre.

Care compagne, pregate per nostra povera Italia, pregate per chi combatte in lei, per chi piange, per chi lavora, pregate per tutti noi. Noi pregheremo per la vostra innocente anima che fioriva in famiglia e così vilmente è stata strappata.

Conclusioni

Siamo arrivati alla fine.

Alle conclusioni di *Era mia figlia*.

Un libro che ho profondamente voluto, in cui ho creduto dal primo momento in cui ho deciso di scriverlo.

Un libro per cui mi sono battuta, perché in tanti mi dicevano che non aveva senso raccontare le storie di donne che non ci sono più.

Che nessuno avrebbe voluto ascoltare quello che era successo.

Ma io no.

Io ho pensato che raccontare con la loro voce, come se fossero proprio loro a parlare, fosse l'unico modo per restituire dignità.

Perché i sogni di chi non c'è più hanno ancora diritto di parola.

È stato come catapultarsi in un mondo fatto di morte, sì, ma anche pieno di vita.

La vita delle ragazze, delle bambine, dei bambini che in qualche modo hanno iniziato a parlarmi. A popolare i miei sogni, la memoria del mio telefono, la mia testa.

E in un attimo mi sono ritrovata a fare da tramite.

A percorrere le loro strade.

A sentire i loro odori, il loro dolore.

A capire quanto fosse necessario, quanto sia ancora necessario, raccontare questi femminicidi.

Chiamare le cose con il loro nome.

Usare le parole giuste.

Perché le parole hanno un peso.

Lo avranno sempre.

Ho deciso di raccontare femminicidi sia recenti sia più remoti nel tempo per far capire come, a distanza di decenni, siano cambiate certe forme, ma non la sostanza.

Oggi li chiamiamo «femminicidi», ieri erano «incidenti», «crimini passionali», «tragedie domestiche».

Ma il sangue era lo stesso.

Il dolore pure.

C'è un filo rosso che lega queste storie.

Un filo sottile, a volte invisibile, ma che accomuna quasi tutti questi delitti.

È il rifiuto.

È il possesso.

È il momento in cui un uomo capisce di aver perso il potere sulla sua compagna, la sua ex moglie, la sua fidanzata.

E decide che se non può essere sua, allora deve morire.

E a volte non basta.

Vuole punirla di più.

Vuole vederla soffrire.

E lo fa nel modo peggiore: colpisce i figli.

Colpisce il sangue del suo sangue.

Perché: «Tu non vuoi stare più con me?

E io ti dimostrerò che ti farò soffrire tanto da desiderare la morte».

In alcuni casi, però, queste donne sono sopravvissute.

E allora hanno fatto lo sgarbo più grande.

Perché, a dispetto del dolore, hanno portato avanti la memoria.

Hanno fondato associazioni.

Hanno lottato per le leggi.

Hanno fatto in modo che i loro figli uccisi non morissero una seconda volta nel silenzio.

Una cosa l'ho capita:

il dolore di chi resta non cambia.

Non si attenua.

Non si dimentica.

È un ergastolo.

E chi lo sconta non è chi ha ucciso. Sono i genitori, le sorelle, i fratelli, i figli.

Mentre il nostro Stato, spesso, pensa solo a recuperare il colpevole. A dare una seconda possibilità al carnefice. Perché tanto la vittima non c'è più.

Io questo dolore l'ho visto.

Toccato con mano.

Respirato.

L'ho sentito attraverso le interviste.

L'ho assorbito in ogni parola detta da chi ha perso tutto, e spesso non ha avuto neanche il sostegno istituzionale.

In Italia esiste un albo per gli orfani di guerra, per quelli di mafia. Ma non per gli orfani di femminicidio.

In Italia, fino a pochi anni fa, potevi avere una condanna a meno anni di quanti ne avesse la tua vittima. Penso a Vanessa Simonini e alla pena comminata a Baroncini.

Eppure, in mezzo a tutto questo dolore, ho visto un'umanità meravigliosa. Famiglie distrutte che si preoccupano anche degli altri. Genitori che, nel mezzo della tragedia, si prendono cura del dolore altrui.

Come la mamma di Martina Scialdone, uccisa nel 2023.

Quando l'ho chiamata, le sue parole sono state: «Ti prego, chiama il babbo di Chiara Gualzetti. Perché io ho ancora mio marito, mio figlio, mio nipotino. Ma lui ha perso tutto. È solo».

Lì ho capito cosa significa amore.

Quell'amore che ho ritrovato in ogni storia.

Nella madre di Sofia Castelli, che mi ha insegnato la dignità del dolore.

La prima volta che l'ho intervistata, non ha alzato la voce. Ha pianto piano. Ha parlato con fermezza.

Mi ha detto: «Sofia era la mia luce. Ma ho capito che, se voglio giustizia, non posso permettere che cada l'oblio su di lei».

E così è stato.

Sofia mi parla.

Mi vive accanto.
È entrata nel mio cuore.
Come Giulia.
Come tutte.
Ma ci sono storie che ti spaccano il cuore in due.
Perché essere uccise nel proprio letto, nella propria casa, come Sofia, è la dimostrazione che anche il luogo più sicuro può diventare un inferno.
Che chi dice di amarti può trasformarsi nel tuo assassino.
Che puoi passare dal sogno alla morte senza neanche accorgertene.
Ed è l'unico augurio che possiamo fare: che non se ne sia accorta. Che sia passata dalla vita all'infinito in un attimo.

In tutto questo tempo di riflessione, ricerca, scrittura ho camminato accanto a loro.
Le ho sentite vicine.
Ogni storia l'ho conosciuta attraverso i ricordi dei loro cari.
Padri. Madri. Figli.
Ho sentito il loro dolore.
La loro voglia di vivere.
Ho accarezzato i loro visi, i loro capelli, le loro lacrime e i loro sorrisi.
E solo portandole dentro ho capito come trasmetterle a voi.
Io so che le mie parole hanno restituito loro un istante di vita.

Anche solo un minuto.
Anche solo una voce.
E sono convinta che questo libro abbia un valore.
Che serva.
Che magari aiuterà una ragazza, una madre, un padre, a riconoscere i segnali.
Ricordatelo:
se ti ama, non ti picchia.
Se ti ama, ti lascia libera.
Se ti ama, non ti controlla.
Se ti ama, non vuole le tue password.
Se ti ama, vuole vederti felice.
Non ti spegne.

Il controllo non è amore.
È veleno.

L'amore non ti obbliga.
Non ti schiaccia.
Non ti uccide.
Non si uccide per amore.
Si uccide per possesso.
Perché si vuole annientare l'altro.
E spesso si vuole annientare anche la sua felicità.
Il suo futuro.
Io spero che *Era mia figlia* entri nelle vostre case, che porti con sé queste ragazze, e che loro vi restino dentro.
Che non vengano dimenticate.
Voglio che ogni vittima abbia giustizia.

E che la giustizia non sia vendetta.

Ma verità.

Chi uccide volontariamente un altro essere umano deve pagare.

Non per vendetta, ma perché è giusto.

Perché chi resta non smetterà mai di soffrire.

Come la mamma di Vanessa. Una madre che ho incontrato, che mi ha raccontato della sua bambina, con gli occhi che le si illuminavano ogni volta che pronunciava il suo nome.

Mi ha insegnato che non bisogna dare importanza all'assassino: lei lo chiama «l'essere». Perché chi toglie la vita a tua figlia non merita neanche un nome.

E mi ha raccontato come ha trasformato il dolore in una missione: salvare altre ragazze, impedire che altri femminicidi accadano. O almeno provarci.

Sono passati sedici anni da quando Vanessa è stata uccisa, e Maria Grazia, la madre, ancora oggi si domanda come sia stato possibile che nessuno avesse capito.

Perché spesso non si capisce.

E quando si capisce, è troppo tardi.

Poi c'è Miriam, la figlia di Samia.

Una ragazza di vent'anni, con una figlia piccola, che ha vissuto per tanto tempo con un assassino in casa. Suo padre. Che alla fine ha ucciso sua madre. Nessuno l'ha salvata.

E Miriam me l'ha detto con la voce rotta, ma sempre con dolcezza: «Irene, come stai? Tu come stai davvero quando scrivi di loro?».

E poi mi ha chiesto: «Irene, ti prego, racconta di mia madre. Non voglio che venga dimenticata».

E io ho capito che avevo un dono: restituire.

Restituire l'amore, la dignità, la voce.

Un altro giorno mi arriva una mail.

Oggetto: «Figlia del Male».

«Ciao Irene, sono Tina. Mio padre è il killer delle mani mozzate. Ti voglio raccontare la storia di mia madre.»

E mi ha raccontato di Marisa.

Di come sia morta.

Di come il padre non abbia mai pagato per quell'omicidio.

Di come Marisa viva ancora nei piatti che cucinava, nei suoi ristoranti, nella memoria dei figli.

Ci siamo sentite al telefono. In quella settimana sua figlia si stava sposando. E anche lì, nella festa, nella vita che va avanti, c'era il dolore per una madre mai dimenticata.

Poi c'è Silvia.

Una madre a cui hanno portato via l'anima.

L'ex marito, già denunciato, con un codice rosso aperto, ha potuto vedere il figlio. E quel figlio di sette anni non è più tornato indietro da lei.

L'ha sgozzato.

Per vendetta.

Per farla soffrire.

Le parole di Silvia sono un pugno nello stomaco. Ma nulla potrà mai essere più forte del dolore che lei prova ogni giorno. Ogni mattina in cui si sveglia e sa che suo figlio non c'è più.

Che non ci sarà più.

Tutte queste donne, tutte queste storie, sono entrate dentro di me.

Come quando ho incontrato Carmela, e la sua foto insieme al racconto della sua breve vita, mi ha attraversato il cuore e l'anima senza che io nemmeno la conoscessi.

«Io sono Carmela.»

Una frase entrata nella mia testa come un urlo.

Mi ricordo perfettamente il momento: stavo scorrendo gli archivi dei femminicidi, quando è apparso il volto di una bambina.

E non riuscivo a capire perché la sua storia fosse lì, tra quelle delle donne uccise.

Perché un suicidio fosse stato classificato come femminicidio.

Così mi sono documentata.

Ho scoperto tutta la sua tragica storia. Conclusa con quel volo dal settimo piano, urlando al mondo: «Io sono Carmela».

Uccidersi era il suo modo di affermare se stessa. Di gridare che lei esisteva, che non era solo quello che le avevano fatto.

Una voce nel vuoto, una richiesta d'aiuto che nessuno ha saputo ascoltare davvero.

Eppure, per la prima volta, quella morte non fu trattata come un semplice suicidio. Grazie alla caparbietà del padre, gli uomini che avevano abusato di Carmela vennero condannati per induzione al suicidio. E la morte della ragazzina fu riconosciuta come femminicidio a tutti gli effetti.

Ma anche in questo caso, la giustizia è rimasta incompleta. Alcuni di loro non hanno scontato nemmeno un giorno di carcere.

Resta però la storia di un padre, che ha lottato fino all'ultimo giorno della sua vita per proteggere la dignità di sua figlia.

E la storia di un fratello, che un giorno mi ha scritto su Instagram: «Grazie per aver parlato di mia sorella. Grazie per averla ricordata. Mio padre sarebbe stato tanto felice».

Ecco perché ho scritto questo libro.

Perché so.

Perché ho capito che i volti si dimenticano.

I nomi svaniscono.

Le parole si confondono.

Le sentenze si accavallano.

Le morti si assomigliano tutte.

E allora si dimentica chi erano queste donne. Queste bambine.

Ma Carmela l'aveva capito.

E ha voluto lasciarci un grido che non si può ignorare:

«Io sono Carmela».

E io me la porto dentro da quel giorno in cui ho visto la sua immagine: una cascata di riccioli castani, occhi profondi e scuri, e una malinconia scolpita sul volto.

Da allora non l'ho mai più lasciata.

Ogni volta che racconto queste storie, ogni volta che rileggo quello che ho scritto, piango.

Perché è come se queste donne, queste bambine, fossero diventate parte di me.

Una mia amica mi ha detto: «Una volta finito questo libro, dovrai andare dallo psicologo per tutto quello che hai scritto».

Ma non è così.

Perché io è come se le avessi prese per mano. E avessi camminato con loro per un tratto della mia vita.

E ognuna di loro mi ha insegnato qualcosa.

Mi ha donato un frammento del suo cuore.

So che può sembrare difficile da credere.

Ma vi chiedo di fidarvi.

È esattamente così che mi sento.

Una privilegiata. Per aver avuto la possibilità di attraversare un pezzo della mia vita insieme a loro.

Donne che mi hanno insegnato tanto.

E che spero insegnino anche a voi.

Insieme a Giulia e al suo papà Gino.

Io di Gino mi ricordo i messaggi scambiati quando Giulia era ancora solo scomparsa.

Entrambi speravamo che fosse viva, ma forse, dentro di noi, sapevamo già che quella storia poteva avere solo una conclusione.

Visto la fuga di lui.

Visto il sangue di lei.

Visto quello che era successo prima.

Giulia mi ha frantumato il cuore.

Gino è diventato il papà simbolo, suo malgrado.

Elena è diventata la sorella che difende a spada tratta la memoria di Giulia.

Che denuncia tutto quello che è alla base dei femminicidi.

Io non mi dimenticherò mai gli occhi di Elena mentre attaccava i fiocchi rossi per la laurea di Giulia fuori dal cancello, in attesa del suo ritorno.

Non mi dimenticherò mai l'abbraccio con Gino.

Non mi dimenticherò mai le camminate con il cane a due passi da casa, mentre gli elicotteri volavano sopra le nostre teste, cercando Giulia, e la paura di trovare il suo corpo privo di vita.

Era mia figlia è nato per lei.

È nato con lei.

È nato dalla sua morte.

E si è trasformato in una denuncia collettiva.

In una memoria collettiva.

In una serie di voci che dovevano parlare al vento e che invece hanno parlato al mio cuore.

E attraverso il mio cuore si sono trasformate in parole.

Ora queste parole stanno arrivando anche a voi.

Sono storie che mi hanno segnata e insegnato, mi hanno mostrato quella luce in fondo al tunnel, e dimostrato che l'unica risposta possibile, l'unica medicina in grado di guarire le ferite sia l'amore.

Come nella storia di Giovanna. Oggi lei è grande, ha dei figli, una vita piena. Eppure, quando la senti raccontare, è come se quella voce di bambina tornasse a manifestarsi. Se chiudi gli occhi mentre parla, riesci a vederla: lì, davanti alla madre, a farle da scudo, a provare in tutti i modi a salvarla.

È una cosa tremenda, disumana, pensare a una bambina di cinque anni e mezzo che capisce che il padre è lì per uccidere sua madre. Che prova a proteggerla con il proprio corpo. Che si piazza davanti a lei, come un soldatino senza armi, senza paura, solo con l'amore.

E nonostante tutto questo, non riesce a salvarla.

Eppure quella stessa bambina, ferita da una violenza così devastante, ha dimostrato una forza immensa, una forza che ha segnato ogni passo della sua vita.

Insieme a Damiano Rizzi, fratello di Tiziana, ha lavorato alla creazione di un albo ufficiale degli orfani di femminicidio. Perché, come ripete spesso, «nelle carte esistono gli orfani di guerra, gli orfani di mafia, ma non esiste ancora un registro per noi. Eppure siamo un esercito silenzioso».

Ecco, questo libro esiste anche per loro. Per raccontare che non ci sono solo le vittime primarie, ma anche quelle secondarie, che secondarie non sono. Sono figli e figlie a cui viene strappato un genitore e cancellato l'altro. Che vengono affidati a parenti, oppure sballottati in case famiglia. Che si portano addosso per tutta la vita lo sparo, la fuga, la paura, il sangue.

Giovanna, quando chiude gli occhi, lo sente ancora quel colpo di fucile. Ma non si è lasciata travolgere dall'odio. Non è diventata cattiva, non ha cercato vendetta. Ha preso tutto quel dolore e lo ha trasformato in cura. È la prova che quando l'amore viene coltivato, può diventare una pianta piena di grazia e di fiori. E la sua testimonianza, come quella di tante altre figlie e figli rimasti in silenzio per anni, è una delle radici più forti di questo libro.

Mi ha raccontato questa scena – che porto nel cuore – di quando le presentarono la famiglia che avrebbe potuto adottarla. «Mi trovavo con il giudice. A un certo punto si aprì la porta. E io mi lanciai nelle braccia di quest'uomo che non avevo mai visto. Ma in quel preciso istante, sentii che avevo trovato mio padre. Non quello che mi aveva distrutto la vita, ma quello che me l'avrebbe restituita.»

Quel legame, nato in un secondo, è durato tutta la vita.

Giovanna ha scelto di diventare una persona meravigliosa, che oggi si prende cura degli altri, che lavora per salvare i bambini che hanno vissuto ciò che lei ha vissuto, che combatte perché nessun'altra figlia debba più diventare testimone del massacro della propria madre.

E io, a questa bambina diventata donna, devo dire grazie. Perché ci ha insegnato che l'amore, anche quello ferito, se viene riconosciuto, accolto e coltivato, può salvare tutto.

E poi c'è Damiano.

Mi ha scritto: «Io ti voglio raccontare la storia di mia sorella. E ti voglio raccontare di quello che subiscono gli orfani di femminicidio».

Mi ha raccontato di sua sorella Tiziana. E del figlio di Tiziana, che oggi è suo figlio.

Mi ha detto: «Il posto di mia sorella non era dentro una bara. Non lo sarà mai».

E poi: «Quel bambino aveva in mano un sacchetto di plastica.

Dentro c'era tutto quello che restava della sua vita».

E io quelle parole non me le dimenticherò mai.

Damiano era già padre. Il padre di tanti. Un uomo che ha portato speranza in Jugoslavia, in Sierra Leone, oggi a Gaza. Uno che avrebbe ogni motivo per odiare il mondo,

e invece lo ama profondamente.

Se dovessi scegliere un uomo simbolo dell'amore che resiste, sarebbe lui.

Sarebbe Damiano.

Damiano che oggi è il padre di quel bambino che ha visto la madre morire, quel bambino che oggi tiene la sua mano, non con un sacchetto, ma con tutta la forza che gli resta.

Perché ricordatevi sempre che erano le loro figlie. Ma potevano essere anche le vostre.

Per non dimenticare mai.

In memoria di tutte loro.

Era mia figlia.

Il decalogo di chi vuole restare viva

Materiale fornito dall'associazione Tiziana Vive

Ci sono voluti anni per dare un senso a quella notte. Anni per passare dal sangue all'azione, dal lutto alla battaglia.

Quando ho perso mia sorella Tiziana, ho pensato che niente avrebbe potuto salvarci. Poi ho capito che non potevo salvarla, ma potevo salvare altre.

E così è nata Tiziana Vive.

Non è solo un'associazione. È un presidio. Un rifugio. Una rete. Una parola di conforto che arriva quando il telefono tace. Una mano che bussa quando tutti ti hanno chiuso la porta.

In questi anni abbiamo raccolto centinaia di storie. E in tutte, i segnali c'erano. Ma erano invisibili. O erano stati normalizzati. O peggio, giustificati.

Per questo abbiamo creato un decalogo. Un manifesto da portare ovunque: nelle scuole, negli ospedali, nei consultori, nei treni, negli autobus, nelle palestre, nei parrucchieri, nei bagni pubblici.

Ovunque possa passare una donna. Ovunque possa passare una speranza.

I segnali che non devi ignorare

Se succede anche solo una di queste cose, non è normale. È il momento di parlarne. Di chiedere aiuto. Di non aspettare il peggio.

1. Ti controlla il telefono, i messaggi, i social.
2. Ti fa sentire sbagliata anche quando hai ragione.
3. Ti dice che sei pazza, isterica, fragile.
4. Ti allontana dai tuoi amici, dalla tua famiglia, dal lavoro.
5. Ti sminuisce, ti umilia, ti deride.
6. Decide come ti devi vestire, truccare, comportare.
7. Ti colpevolizza per ogni problema della coppia.
8. Ti minaccia, anche solo a parole.
9. Ti spaventa, anche se non ti ha mai toccata.
10. Ti fa credere che senza di lui non vali niente.

Questi non sono segni d'amore.
Sono segnali di allarme.

Le frasi che possono salvare una vita

Non servono grandi gesti. A volte basta una frase detta al momento giusto a una donna che potrebbe essere in pericolo, per fermare una tragedia.

«Mi sembri diversa, vuoi parlarne?»
«Non è colpa tua.»

«Ti credo.»
«Vuoi che venga con te?»
«Ti aiuto io.»

Molte donne non denunciano perché hanno paura di non essere credute. Perché la società le giudica. Perché la famiglia le colpevolizza. Perché l'assassino ha già promesso: «Se parli, ti rovino».

Ma la paura è intelligenza. Non è debolezza. È sopravvivenza.

Se una donna ha paura, va ascoltata. Non giudicata.

I numeri da chiamare subito

Se sei in pericolo, o se conosci qualcuno che lo è, non aspettare. Non pensare "forse sto esagerando". Chiama. Subito.

- 1522 – Numero nazionale antiviolenza e stalking, attivo ventiquattro ore su ventiquattro, gratuito, anonimo, multilingua.
- 112 – Numero di emergenza, chiedi l'intervento dei carabinieri o della polizia.
- Centro antiviolenza locale – Ogni provincia ha il suo. Cerca online: «Centro antiviolenza + nome della tua città».
- Codice Rosa – In pronto soccorso, puoi accedere dicendo la parola «violenza»: verrai messa in sicurezza.

- Avvocati per le donne – Molti Comuni hanno sportelli legali gratuiti.
- Servizi sociali comunali – Chiedi dello sportello dedicato alla violenza domestica.

Associazioni come:
- Tiziana Vive;
- Telefono Rosa;
- D.i.Re (Donne in Rete contro la violenza);
- Casa delle donne per non subire violenza;
- Differenza Donna.

Conserva questi numeri. Stampali. Condividili. Salvali sotto nomi neutri, se hai paura che qualcuno controlli il telefono. La tecnologia può aiutare: ci sono app che nascondono la chiamata d'aiuto.

Se vuoi aiutare qualcuno, fallo così

Spesso chi guarda la storia da fuori non sa cosa fare. Ha paura di intromettersi. Di sbagliare. Di peggiorare la situazione. Ma l'indifferenza è il primo complice della violenza. Cosa puoi fare:

- Non giudicare.
- Ascolta, anche se ti ripete sempre le stesse cose.
- Non dirle «se fossi in te lo lascerei subito»: non sai cosa rischia.

- Chiedile: «Cosa posso fare per aiutarti?».
- Offrile un numero, un contatto, uno spazio sicuro.
- Chiedile se puoi accompagnarla in un centro antiviolenza.
- Aiutala a preparare un piano di emergenza (dove andare, cosa portare, a chi scrivere).
- Ricorda: non è mai colpa sua.

La violenza è una catena.

Quando un uomo uccide una donna, non è mai un raptus. È il risultato di un sistema. Di una cultura. Un cortocircuito che parte da lontano: da una battuta sessista, da uno stupro non creduto, da un pm che archivia, da un'amica che minimizza, da una famiglia che tace, da uno Stato che non protegge.

Tiziana Vive è nata per rompere quella catena.

Lo facciamo ogni giorno, con le parole, con i numeri, con i corpi che resistono, con le donne che si rimettono in piedi.

Lo facciamo per Tiziana, ma anche per tutte quelle che possono ancora salvarsi.

Se stai leggendo questo libro, tu puoi fare la differenza.

Una frase, una telefonata, una scelta può salvare una vita.

Non aspettare il funerale per dire: «Io lo sapevo».

Dillo ora. E dillo forte.

Fonti

La ricostruzione dei fatti per ogni femminicidio è stata realizzata a partire da fonti giornalistiche verificate, atti pubblici dei processi, fascicoli d'indagine, dichiarazioni dirette dei familiari, degli inquirenti, delle autorità. Di seguito le fonti specifiche consultate per ogni caso.

Sofia Castelli

- Sky Tg24 – articolo su Zakaria Atqaoui, reo confesso dell'omicidio;
- «L'Unione Sarda» – inchiesta sugli eventi della notte e modus operandi;
- «Fanpage.it» – cronologia del delitto e sviluppo del processo;
- «La Repubblica», «Corriere Milano» – testimonianza di Aurora e reazioni sui media;
- «La Stampa» – richiesta dell'ergastolo e dettagli della premeditazione;

- «Giurisprudenza Penale» – motivazioni della Corte e valutazione delle attenuanti;
- Rai News – conferma della condanna a ventiquattro anni.

Carmela Cirella
- Diario di Carmela Cirella, atti processuali 2006-2014;
- Di Giovanni A., Barengo M., *Io so' Carmela*, BeccoGiallo, Padova 2013;
- «La Repubblica», «Il Fatto Quotidiano», «Taranto Buonasera» – interviste e articoli, 2007-2014.

Martina Scialdone
- «Corriere della Sera» – sezione Cronaca di Roma, gennaio 2023-giugno 2024;
- «La Repubblica» – sezione Cronaca, 2023-2024;
- «Il Messaggero» – sezione Cronaca di Roma;
- «Fanpage.it» – contenuti su Martina Scialdone;
- Rai News e Adnkronos – notizie e aggiornamenti processuali;
- «Il Fatto Quotidiano» – approfondimenti giudiziari;
- «Open» – reportage e inchieste;
- atti del procedimento penale n. 1245/2023 presso la Corte d'Assise di Roma;
- dichiarazioni pubbliche dei familiari rilasciate in conferenze stampa e trasmissioni Rai e Mediaset.

Vanessa Simonini

- «La Nazione» – sezione Cronaca di Lucca e Garfagnana, 2009-2024;
- «Il Tirreno» – sezione Cronaca;
- «Lucca in Diretta» – archivio notizie locali;
- «Fanpage.it» – approfondimenti su femminicidi recidivi;
- *Quarto grado* (Rete4) – servizi d'archivio e interviste alla madre;
- documenti del processo a Simone Baroncini, Tribunale di Lucca;
- dichiarazioni della madre di Vanessa rilasciate in esclusiva per questo libro.

Faten Ben Rejeb (Samia Kedim)

- L'intervista esclusiva rilasciata dalla figlia della vittima, Miriam Saadi;
- Ansa, «Corriere della Sera» (Cronaca nazionale e La 27esima Ora), Rai News e «Open» – dichiarazioni pubbliche della stessa Miriam riportate tra aprile e maggio 2025;
- «Messaggero Veneto» e Virgilio Notizie – ricostruzioni relative al permesso concesso all'autore del femminicidio, al mancato funzionamento del braccialetto elettronico durante l'uscita e alla successiva segnalazione attivata solo dopo l'incidente mortale.

Marisa Maldera

- Intervista esclusiva a Tina Piccolomo, figlia di Marisa Maldera e di Giuseppe Piccolomo, raccolta nel 2025 per questo libro;
- «Fanpage.it», «il Giornale», «Il Giorno», «La Prealpina» e «Il Fatto Quotidiano» – sezioni Cronaca nera, 2009-2024;
- documenti e sentenze della Corte d'Assise di Varese, Corte d'Assise d'Appello di Milano e Corte di Cassazione;
- approfondimenti del criminologo Alberto Miatello sul possibile collegamento tra Giuseppe Piccolomo e il cold case di Lidia Macchi.

Daniele Paitoni

- «Corriere della Sera» – sezione Cronaca di Varese e nazionale, gennaio 2022;
- «La Repubblica» – sezione Cronaca, gennaio 2022;
- «Il Giorno» – sezione Cronaca di Varese, gennaio 2022;
- «Il Fatto Quotidiano» – articoli del 2 e 3 gennaio 2022;
- nota ufficiale della Procura di Varese (Daniela Borgonovo), diffusa dopo l'omicidio;
- comunicati stampa del ministero della Giustizia (Marta Cartabia) relativi all'apertura dell'ispezione ministeriale;
- testimonianza diretta della madre Silvia Gaggini, raccolta integralmente per il progetto «Era mia figlia».

Giulia Cecchettin

- Intervista esclusiva a Gino Cecchettin;
- «Vanity Fair» – sezione Attualità, novembre 2023-novembre 2024;
- «Corriere della Sera» – sezione Cronaca nazionale, novembre 2023-ottobre 2024;
- «La Repubblica» – sezione Cronaca di Padova e nazionale, novembre 2023-ottobre 2024;
- «Il Gazzettino» – sezione Cronaca locale, novembre 2023-ottobre 2024;
- «Il Fatto Quotidiano» – sezione Cronaca giudiziaria, aprile-novembre 2024;
- Ansa – articoli novembre 2023-maggio 2024;
- atti pubblici e dichiarazioni rilasciate nel processo a Filippo Turetta presso la Corte d'Assise di Venezia, settembre-novembre 2024;
- conferenza stampa della Procura di Venezia (Bruno Cherchi), maggio 2024;
- Tg1 e Rai News 24 – servizi televisivi, novembre 2023-novembre 2024.

Tiziana Rizzi

- Rizzi, D., *La guerra a casa*, Altreconomia edizioni, Milano 2014;
- *Tiziana Rizzi, 37 anni, impiegata, mamma. Accoltellata dal marito*, «In quanto donna», https://www.inquantodonna.it/?s=tiziana+rizzi;
- *Un anno fa l'assassinio di Tiziana, una giovane donna e mamma di 36 anni*, «La Repubblica», 7 luglio 2014;

- *Un bacio a Tiziana e poi al figlio dopo l'omicidio*, «La Provincia Pavese», 12 luglio 2013;
- *Che accade quando uccidono tua sorella? E quando l'assassino è il marito?*, «Corriere della Sera», La 27esima Ora, 24 novembre 2014.

Rosalba Tedesco

- Atti giudiziari;
- testimonianze dirette della figlia Giovanna Cardillo, raccolte in un'intervista esclusiva per questo libro;
- le informazioni sono state integrate con articoli pubblicati su testate locali come «Gazzetta del Sud», «Tempostretto» e «l'Eco del Sud», che nel corso degli anni hanno documentato il duplice omicidio avvenuto a Messina e le successive iniziative commemorative legate alla figura della vittima.

Chiara Gualzetti

- Ansa – articoli pubblicati 2021-2024;
- «La Repubblica» – sezione Bologna, articoli 2021-2023;
- «Corriere della Sera» – sezione Cronaca nazionale e locale, 2021-2023;
- «Il Resto del Carlino» – sezione Bologna, Cronaca giudiziaria, 2021-2023;
- sentenza del gup del Tribunale per i minorenni di Bologna, motivazioni di primo grado, luglio 2022;

- sentenza della Corte d'Appello per i minorenni di Bologna, motivazioni della conferma in secondo grado, marzo 2023;
- comunicati del Comune di Valsamoggia, aprile 2024;
- intervista originale a Vincenzo Gualzetti, realizzata da Irene Vella, 2024/2025;
- stories e scritti originali pubblicati da Chiara Gualzetti nei giorni precedenti alla sua morte, concessi dalla famiglia per questo progetto;
- «Radioimmaginaria» – podcast 2022;
- documentazione scolastica dell'istituto alberghiero Veronelli, 2021-2024.

Carol Maltesi

- Dichiarazioni ufficiali contenute nelle motivazioni della sentenza d'appello;
- «MilanoToday» – sezione Cronaca nera, febbraio-marzo 2024;
- «Corriere del Veneto» – luglio 2023;
- Rai News – febbraio 2025;
- «Il Fatto Quotidiano» – febbraio-aprile 2024;
- «People.com» (edizione italiana) – gennaio-febbraio 2025;
- intervista esclusiva ad Andrea Giannangeli, luogotenente dell'Arma dei carabinieri oggi in congedo, rilasciata nel luglio 2025 per il progetto «Era mia figlia».

Cesira Petronilla Ferrari

- Ricostruzione basata sul libro *La storia della "povera" Cesira. Una tragedia femminile nell'Ottocento cremonese*, a cura del Soroptimist International d'Italia – Club di Cremona, Cremona 2011, con testi di Maria Luisa Corsi, Maria Luisa Betri, Gemma Mantovani, Alessandro Lucchini.

Elvira Orlandini

- Atti giudiziari del tempo;
- fonti giornalistiche e storiche pubblicate tra il 1947 e il 2023. In particolare, si è fatto riferimento al volume *Corpus Domini. Il caso Orlandini* di Bettina Ferretti, pubblicato nel 2022 da Youcanprint, che ricostruisce l'intero iter processuale attraverso i documenti d'archivio e le testimonianze disponibili;
- le informazioni sono state inoltre integrate con articoli apparsi su quotidiani locali e nazionali come «Il Tirreno» e «La Nazione», che negli anni hanno ripreso il caso in occasione di ricorrenze e dibattiti sul femminicidio irrisolto di Toiano.

Julia Olga Calzoni

- «Corriere della Sera» – articoli e inchieste, marzo 1976-aprile 1977;
- «La Stampa» – articoli d'epoca, marzo 1976-maggio 1976;

- «7» (settimanale del «Corriere della Sera») – approfondimento firmato da Mario Calabresi, pubblicato nel 2023;
- «Open» – articoli di ricostruzione storica, 2022-2023;
- «Fanpage.it» – articolo riepilogativo sul caso, 2023;
- la vicenda è inoltre citata in saggi e approfondimenti sui femminicidi storici italiani, nei quali viene indicata come uno dei primi casi emblematici di omicidio di genere fondato sul tradimento della fiducia da parte di ex partner e amici.

Simonetta Ferrero

- «Il Fatto Quotidiano» – 2023;
- «Il Giorno» – 2023;
- «70-80.it» – 2023;
- «La Stampa» – 1971;
- «Corriere della Sera» – 1971;
- fascicolo d'indagine Procura di Milano, 1971 (atti non pubblici, citati da fonti giornalistiche);
- documenti d'archivio su lettere anonime, testimonianze e indagini parallele, 1993-2000;
- testimonianze indirette su Simonetta Ferrero, raccolte da cronaca locale e ambienti universitari.

Cristina Golinucci

- Documentazione dell'associazione Penelope;
- intervista e dichiarazioni dell'avvocata Barbara Iannuccelli, legale della famiglia, 2022-2024;

- «Il Fatto Quotidiano» – articoli del 2024;
- «Corriere Romagna» – articoli, 2010-2024;
- «La Repubblica» – sezione Cronaca di Bologna, articoli del 2022;
- comunicati stampa e interviste dell'associazione Penelope Emilia Romagna;
- lettera anonima ricevuta dalla madre Marisa Degli Angeli nel 1999;
- comunicazione ufficiale del Ris di Parma alla Procura di Forlì, 2024;
- perizia linguistica del professor Giampiero Benedetti, 2022.

Giuseppina e Concettina Livolsi

- Fonti giornalistiche dell'epoca;
- materiali originali forniti dalla famiglia e documenti custoditi con cura per oltre un secolo, tra cui:
  – articolo originale del 1923, pubblicato su un'edizione locale, contenente la cronaca dettagliata del duplice omicidio e le dichiarazioni del maresciallo Zanoni, comandante della stazione dei carabinieri di Rivoli;
  – lettera poetica collettiva scritta dalle colleghe del cotonificio Vallesusa in memoria di Giuseppina e Concettina, datata 1923, trascritta in questo libro;
- testimonianza diretta di Paola Maria Berola, pronipote delle vittime, che ha fornito la memoria familiare tramandata attraverso le generazioni, i dettagli della riapertura del loculo avvenuta nel

2023, e il materiale originale (foto, lettere e racconti) conservato dalla famiglia;

- ricostruzione storica orale tramandata dai discendenti di Filippo Livolsi, fratello delle vittime, che ha rinunciato alla vendetta per amore dei superstiti, mantenendo viva la memoria delle sorelle nella cerchia familiare.

Ringraziamenti

La gratitudine, come la gentilezza, è un sentimento troppo spesso sottovalutato. Eppure, è proprio la gratitudine a definire chi siamo, a dare forma alle persone che diventiamo.

Per questo voglio iniziare ringraziando me stessa: per aver creduto in questo progetto e per aver continuato a crederci anche quando molte porte mi si sono chiuse in faccia. Non è stato facile, ma non ho smesso di lottare.

Ringrazio la mia famiglia, che non mi ha lasciata sola neanche un istante. Mio marito, compagno di vita eccezionale, capace sempre di trovare la parola giusta al momento giusto, di farmi ridere, sorridere e riflettere, e asciugare le mie lacrime che, nella stesura di questo libro, sono state tante. E i miei figli, che sono la luce della mia vita: senza di loro non saprei neanche come imparare a respirare di nuovo.

Ringrazio la mia ciurma pelosa: Noa, Giulio, Ugo e Minou. Anche loro hanno fatto parte di questo viaggio, con una presenza silenziosa e piena d'amore.

Ringrazio i miei genitori, che mi hanno insegnato il significato autentico della parola amore e che mi hanno trasmesso una lezione preziosa: noi non indietreggiamo mai. Al massimo, prendiamo la rincorsa.

Un grazie speciale va alla redazione di «Di Lei», che ha sempre creduto in me, accompagnandomi in tutti i miei «deliri» professionali senza mai farmi mancare fiducia e sostegno. In particolare a Barbara Del Pio, che è sempre stata al mio fianco.

E infine, ma non per ultimo, grazie alla mia agente, Vicki Satlow. Quel giorno di settembre, quando le dissi «prendi me, scegli me», lei mi ha scelta. E da allora mi ha accompagnata in questo percorso con passione e fiducia.

Grazie di cuore.

Indice

Questo libro è stampato fabbricato da Grafica Veneta S.p.A.
con un processo di stampa e rilegatura certificato 100% carbon neutral
in accordo con PAS 2060 BSI

Finito di stampare nel mese di ottobre 2025
per conto di RCS MediaGroup S.p.A.
da Grafica Veneta S.p.A., via Malcanton 2, Trebaseleghe (PD)
Printed in Italy